全国中医药行业高等教育"十三五"规划教材
全国高等中医药院校规划教材（第十版） 配套用书

人体解剖学习题集

（供中医学、中西医临床医学、针灸推拿学、护理学等专业用）

主　审　严振国
主　编　邵水金　李新华

中国中医药出版社
·北京·

图书在版编目（CIP）数据

人体解剖学习题集/邵水金，李新华主编．—北京：中国中医药出版社，
2017.10（2022.6 重印）

全国中医药行业高等教育"十三五"规划教材配套用书

ISBN 978－7－5132－4451－0

Ⅰ．①人…　Ⅱ．①邵…②李…　Ⅲ．①人体解剖学-中医学院-习题集

Ⅳ．①R322-44

中国版本图书馆 CIP 数据核字（2017）第 237006 号

中国中医药出版社出版

北京经济技术开发区科创十三街 31 号院二区 8 号楼
邮政编码　100176
传真　010－64405721
河北新华第二印刷有限责任公司印刷
各地新华书店经销

开本 787×1092　1/16　印张 13.25　字数 292千字
2017 年 10 月第 1 版　2022 年 6 月第 8 次印刷
书号　ISBN 978－7－5132－4451－0

定价　39.00 元
网址　www.cptcm.com

服 务 热 线　010－64405510
购 书 热 线　010－89535836
维 权 打 假　010－64405753

微信服务号　zgzyycbs
微商城网址　https：//kdt.im/LIdUGr
官 方 微 博　http：//e.weibo.com/cptcm
天猫旗舰店网址　https：//zgzyycbs.tmall.com

全国中医药行业高等教育"十三五"规划教材 配套用书
全国高等中医药院校规划教材（第十版）

《人体解剖学习题集》 编委会

前　言

　　为了全面贯彻落实《国家中长期教育改革和发展规划纲要（2010－2020年)》《关于医教协同深化临床医学人才培养改革的意见》，适应新形势下我国中医药行业高等教育教学改革和中医药人才培养的需要，在国家中医药管理局主持下，由国家中医药管理局教材建设工作委员会办公室、中国中医药出版社组织编写的"全国中医药行业高等教育'十三五'规划教材"（即"全国高等中医药院校规划教材"第十版）出版后，我们组织原教材编委会编写了与上述规划教材配套的教学用书——习题集和实验指导，目的是使学生对学过的知识进行复习、巩固和强化，以便提升学习效果。

　　习题集与现行的全国高等中医药院校本科教学大纲配套，与全国中医药行业"十三五"规划教材内容一致。习题覆盖教材的全部知识点，对必须熟悉、掌握的"三基"知识和重点内容以变换题型的方法予以强化。内容编排与相应教材的章、节一致，方便学生同步练习，也便于与教材配套复习。题型与各院校各学科现行考试题型一致，同时注意涵盖国家执业中医师、中西医结合医师资格考试题型。命题要求科学、严谨、规范，注意提高学生分析问题、解决问题的能力，临床课程更重视临床能力的培养。为方便学生全面测试学习效果，每章节后均附有参考答案。

　　实验指导在全国高等中医药院校本科教学大纲的指导下，结合各高等中医药院校的实验设备和条件，本着求同存异的原则，仅提供基本实验原理、方法与操作指导，相关学科教师可在实际教学活动中结合本校的具体情况，灵活变通，选择相关内容，使学生在掌握本学科基本知识、基本原理的同时，具备一定的实验操作技能。

　　本套习题集和实验指导供高等中医药院校本科生、成人教育学生、执业医师资格考试人员等与教材配套学习和复习应考使用。请各高等中医药院校广大师生在使用过程中，提出宝贵的修改意见，以便今后不断修订提高。

国家中医药管理局教材建设工作委员会

中国中医药出版社

2016 年 9 月

编写说明

《人体解剖学习题集》是与全国中医药行业高等教育"十三五"规划教材、全国高等中医药院校规划教材（第十版）《人体解剖学》（邵水金主编，中国中医药出版社，2016 年 7 月）配套的教学用书。为了帮助广大医学生学习和掌握人体解剖学知识，我们结合多年的教学经验和实践，紧扣规划教材的教学内容和教学大纲，编写了这本《人体解剖学习题集》，同时该习题集也是上海中医药大学"严振国名师工作室"的研究成果。

本习题集内容包括绪论、运动系统、消化系统、呼吸系统、泌尿系统、生殖系统、循环系统、内分泌系统、感觉器、神经系统以及附录（课外作业），每章的题型包括 A 型选择题、B 型选择题、X 型选择题、填空题、名词解释、问答题，并附有参考答案，便于学生实战练习，巩固已学过的知识，利于通过各种考试。

本习题集具有三个特点：一是题量少而精，针对性强，一改以往题量多而全，学生无法掌握的顽疾；二是问答题采用大量情景式题目，使解剖学"死"知识变得生动有趣，更加具有临床实用价值；三是附录中的课外作业题可以作为教师布置作业之用，学生可以直接在上面完成作业。

本习题集适用于高等中医药院校本科生、高职高专学生、成人教育学生、研究生入学考试人员、职业资格考试人员等各类学生学习与应考之用，亦可作为教师命题的参考用书。由于水平所限，书中若有不足之处，敬请各位同道及广大读者批评指正，以便再版时修订提高。

《人体解剖学习题集》编委会
2017 年 8 月

目　录

绪　论 ▷▷▷▷

一、A 型选择题

1. 经过人体前后正中线所作的切面，称为（　　　）
   A. 额状面
   B. 水平面
   C. 冠状面
   D. 正中矢状面
   E. 横切面
2. 以体表为准的方位术语是（　　　）
   A. 上和下
   B. 前和后
   C. 浅和深
   D. 内和外
   E. 近和远

二、B 型选择题

   A. 上　　B. 前　　C. 浅　　D. 外　　E. 桡侧

1. 近腹者为（　　　）
2. 近皮肤者为（　　　）
3. 前臂的外侧又称为（　　　）

三、X 型选择题

1. 人体的基本组织包括（　　　）
   A. 上皮组织
   B. 结缔组织
   C. 骨组织
   D. 肌组织
   E. 神经组织
2. 与身体长轴相垂直的轴有（　　　）
   A. 垂直轴
   B. 冠状轴
   C. 额状轴
   D. 矢状轴
   E. 以上都是

四、填空题

1. 按解剖学的分科，人体解剖学包括_____、_____和_____三部分。

2. 人体可分为_____、_____、_____、_____、_____、_____、_____、感觉器和神经九个系统。

3. 前臂的外侧又称_____，内侧又称_____；小腿的内侧又称_____，外侧又称_____。

五、名词解释

1. 人体解剖学

2. 器官

3. 系统

4. 矢状面

5. 冠状轴

六、问答题

1. 何谓人体解剖学姿势？

2. 试举例说明常用的解剖学方位术语。

参 考 答 案

一、A 型选择题

1. D　　2. C

二、B 型选择题

1. B　　2. C　　3. E

三、X 型选择题

1. ABDE　　2. BCD

四、填空题

1. 大体解剖学　组织学　胚胎学

2. 运动　消化　呼吸　泌尿　生殖　循环　内分泌

3. 桡侧　尺侧　胫侧　腓侧

五、名词解释

1. 人体解剖学：是一门研究正常人体形态结构的科学，属于生物学中的形态学范畴。

2. 器官：由几种组织互相结合，成为具有一定形态和功能的结构，称为器官，如心、肝、脾、肺、肾、胃、大肠、小肠等。

3. 系统：在结构和功能上密切相关的一系列器官联合起来，共同执行某种生理活动，便构成一个系统。

4. 矢状面：是指从前后方向，将人体纵切为左、右两部分的切面。

5. 冠状轴：又称额状轴，即呈左右方向，与身体的长轴和矢状轴垂直相交。

六、问答题

1. 人体解剖学姿势：身体直立，两眼向前平视，双下肢靠拢，足尖朝前，双上肢自然下垂于躯干两侧，手掌朝前。

2. 上和下：近头者为上，近足者为下。如眼位于鼻的上方，而口位于鼻的下方。前和后：近腹者为前，近背者为后。如肱二头肌位于臂的前面，肱三头肌位于臂的后面。内侧和外侧：近正中矢状面者为内侧，远离正中矢状面者为外侧。如眼位于鼻的外侧、耳的内侧。内和外：近内腔者为内，远离内腔者为外。如心外膜离心腔远，位于心肌的外面；而心内膜离心腔近，位于心腔的内表面。浅和深：近皮肤者为浅，远离皮肤者为深。如胸小肌位于胸大肌的深面，腹内斜肌的浅面有腹外斜肌。

第一章　运 动 系 统 ▷▷▷▷

一、A 型选择题

1. 属于长骨的是（　　　）

    A. 椎骨
        B. 枕骨

    C. 锁骨
        D. 肋骨

    E. 指骨

2. 成人骨折后，骨的修复靠（　　　）

    A. 骺软骨
        B. 骨膜

    C. 骨髓
        D. 骨密质

    E. 骨松质

3. 红骨髓（　　　）

    A. 位于成人骨髓腔内
        B. 位于血管内

    C. 胎儿时期造血，成年后不造血
        D. 位于骨密质内

    E. 存在于各类型骨的骨松质内

4. 老年人的骨较易发生骨折的原因是（　　　）

    A. 有机质含量相对较多
        B. 无机质含量相对较多

    C. 无机质含量相对较少
        D. 骨松质较多

    E. 以上都不是

5. 躯干骨包括（　　　）

    A. 颅骨、椎骨、胸骨、肋
        B. 颅骨、椎骨、骨盆

    C. 椎骨、胸骨、肋
        D. 椎骨、骶骨、胸骨、肋

    E. 颅骨、椎骨、骶骨、尾骨

6. 颈椎的主要特征是（　　　）

    A. 有肋凹
        B. 棘突末端均分叉

    C. 有横突孔
        D. 有齿突

    E. 均有椎体钩

7. 关于椎骨的描述，正确的是（　　　）

    A. 颈椎 8 块
        B. 椎弓与椎体连结的部分较宽

    C. 椎弓在前，椎体在后
        D. 椎弓与椎体围成椎间孔

    E. 椎体是支持体重的主要部分

8. 通过横突孔的是（   ）

    A. 脊神经　　　　　　　　　　　　　B. 迷走神经

    C. 颈内动脉　　　　　　　　　　　　D. 颈内静脉

    E. 椎动脉

9. 具有齿突的椎骨是（   ）

    A. 寰椎　　　　　　　　　　　　　　B. 枢椎

    C. 隆椎　　　　　　　　　　　　　　D. 胸椎

    E. 骶骨

10. 低头时，在后正中线上最明显的隆起是哪个椎骨的棘突形成的（   ）

    A. 第 1 颈椎　　　　　　　　　　　　B. 第 2 颈椎

    C. 第 6 颈椎　　　　　　　　　　　　D. 第 7 颈椎

    E. 第 1 胸椎

11. 关于第 7 颈椎的叙述，错误的是（   ）

    A. 其横突孔内有椎动脉通过　　　　　B. 棘突末端变厚且不分叉

    C. 棘突最长　　　　　　　　　　　　D. 该棘突皮下易触及

    E. 又名隆椎

12. 与胸骨外侧缘相连的肋是（   ）

    A. 第 1~6 对　　　　　　　　　　　B. 第 1~7 对

    C. 第 2~7 对　　　　　　　　　　　D. 第 2~8 对

    E. 第 1~10 对

13. 关于骶骨的叙述，错误的是（   ）

    A. 略呈三角形，底向上，尖向下　　　B. 底的后缘向外突出称为岬

    C. 中央有一纵贯全长的管道称骶管　　D. 骶管向下的开口称骶管裂孔

    E. 骶管裂孔的两侧向下突出称骶角

14. 胸骨角（   ）

    A. 位于胸骨体与剑突交界处　　　　　B. 位于胸骨柄与第 1 肋交界处

    C. 两侧平对第 2 肋　　　　　　　　　D. 两侧平对第 2 肋间隙

    E. 为左右肋弓所形成的夹角

15. 肋骨（   ）

    A. 内侧面的上缘有肋沟　　　　　　　B. 肋骨属于长骨

    C. 前端与胸骨的外侧缘相关节　　　　D. 第 3 肋平对胸骨角

    E. 后端有膨大的肋头

16. 锁骨（   ）

    A. 外侧 2/3 向前凸　　　　　　　　　B. 内侧 1/3 向后凸

    C. 下面平滑、上面粗糙　　　　　　　D. 外侧端与肩胛骨喙突相连

    E. 全长均可于皮下摸到

17. 属于肩胛骨上的结构是 （　　　）
    A. 三角肌粗隆
    B. 喙突
    C. 冠突
    D. 齿突
    E. 茎突

18. 肱骨 （　　　）
    A. 外科颈易发生骨折
    B. 肱骨干骨折易损伤尺神经
    C. 下端前面有鹰嘴窝
    D. 内上髁骨折易损伤桡神经
    E. 肱骨小头外侧有肱骨滑车

19. 桡骨 （　　　）
    A. 位于前臂内侧
    B. 下端比上端细小，称桡骨头
    C. 下端内侧面有关节面称桡切迹
    D. 下端外侧向下的突起称桡骨茎突
    E. 桡骨头上端凹面称环状关节面

20. 属于尺骨上的结构是 （　　　）
    A. 尺神经沟
    B. 尺切迹
    C. 桡切迹
    D. 滑车
    E. 鹰嘴窝

21. 属于近侧列腕骨的是 （　　　）
    A. 三角骨和豌豆骨
    B. 钩骨和大多角骨
    C. 头状骨和月骨
    D. 小多角骨和手舟骨
    E. 豌豆骨和钩骨

22. 关于髋骨的描述，错误的是 （　　　）
    A. 髋骨外侧面有髋臼，其关节面与股骨头相关节
    B. 成人的髋骨是由髂骨、耻骨、坐骨融合而成
    C. 髂骨构成髋骨的后上部，耻骨和坐骨构成髋骨的前下部
    D. 髋骨前下份有一闭孔
    E. 髋骨属于不规则的扁骨

23. 股骨 （　　　）
    A. 股骨体稍向后凸
    B. 股骨体的前面有粗线
    C. 下端有膨大的内、外侧髁
    D. 下端后面有臀肌粗隆
    E. 上端的下内侧有大转子

24. 胫骨 （　　　）
    A. 内、外侧髁前面之间有髁间窝
    B. 上端与体移行处的前面有胫骨粗隆
    C. 下端外侧面有外踝
    D. 外侧髁的后下方有腓切迹
    E. 下端内侧面有腓关节面

25. 关于腓骨的叙述，错误的是 （　　　）
    A. 属长骨
    B. 下端有一个外踝
    C. 腓骨头参与构成膝关节
    D. 下端参与组成距小腿关节

E. 位于小腿的外侧部

26. 跗骨（　　）

A. 由 8 块短骨组成   B. 近侧列和远侧列各有 4 块

C. 跟骨的前方是楔骨   D. 距骨参与构成距小腿关节

E. 足舟骨的前方是骰骨

27. 乳突是哪块骨上的结构（　　）

A. 蝶骨   B. 颞骨

C. 枕骨   D. 筛骨

E. 额骨

28. 属于上颌骨结构的是（　　）

A. 下鼻甲   B. 眶下孔

C. 颏孔   D. 关节结节

E. 眶上孔

29. 属于脑颅骨的是（　　）

A. 泪骨   B. 鼻骨

C. 腭骨   D. 颞骨

E. 颧骨

30. 属于面颅骨的是（　　）

A. 筛骨   B. 顶骨

C. 额骨   D. 颞骨

E. 上颌骨

31. 属于下颌骨上的结构是（　　）

A. 下颌窝   B. 下颌头

C. 棘孔   D. 关节结节

E. 眶下孔

32. 有鼻旁窦的骨是（　　）

A. 颧骨   B. 蝶骨

C. 颞骨   D. 腭骨

E. 鼻骨

33. 开口于中鼻道的是（　　）

A. 额窦、后筛小房   B. 中、后筛小房

C. 前、中筛小房   D. 额窦、蝶窦

E. 上颌窦、蝶窦

34. 开口于上鼻道的是（　　）

A. 上颌窦   B. 额窦

C. 前筛小房   D. 中筛小房

E. 后筛小房

35. 颅前窝有（　　　）

    A. 圆孔　　　　　　　　　　　　B. 卵圆孔

    C. 筛孔　　　　　　　　　　　　D. 垂体窝

    E. 以上都不是

36. 颏孔位于（　　　）

    A. 下颌骨　　　　　　　　　　　B. 上颌骨

    C. 颧骨　　　　　　　　　　　　D. 额骨

    E. 颞骨

37. 颅底内面能见到的是（　　　）

    A. 下颌窝　　　　　　　　　　　B. 枕髁

    C. 茎乳孔　　　　　　　　　　　D. 卵圆孔

    E. 枕外隆凸

38. 颅底外面能见到的是（　　　）

    A. 枕髁　　　　　　　　　　　　B. 垂体窝

    C. 圆孔　　　　　　　　　　　　D. 视神经管

    E. 内耳门

39. 颅底内、外面都能见到的是（　　　）

    A. 内耳门　　　　　　　　　　　B. 颈静脉孔

    C. 茎乳孔　　　　　　　　　　　D. 脑膜中动脉沟

    E. 垂体窝

40. 骨性鼻中隔（　　　）

    A. 把鼻腔分成上、下两半　　　　B. 由筛骨和蝶骨构成

    C. 由筛骨和犁骨构成　　　　　　D. 由蝶骨和犁骨构成

    E. 由犁骨构成

41. 关节的辅助结构不包括（　　　）

    A. 关节面　　　　　　　　　　　B. 关节唇

    C. 关节盘　　　　　　　　　　　D. 关节半月板

    E. 韧带

42. 有关节唇的关节是（　　　）

    A. 肩关节　　　　　　　　　　　B. 肘关节

    C. 膝关节　　　　　　　　　　　D. 距小腿关节

    E. 颞下颌关节

43. 关于椎间盘的描述，错误的是（　　　）

    A. 由纤维环和髓核构成　　　　　B. 位于相邻两椎体之间

    C. 是一种关节盘　　　　　　　　D. 髓核易向后外侧突出

    E. 有缓和冲击的作用

44. 椎骨间的直接连结不包括（　　　）

A. 前纵韧带   B. 后纵韧带

C. 椎间盘   D. 黄韧带

E. 关节突关节

45. 头的旋转运动发生在（   ）

    A. 关节突关节   B. 寰枕关节

    C. 腰骶关节   D. 寰枢正中关节

    E. 钩椎关节

46. 关于黄韧带的叙述，正确的是（   ）

    A. 是连结两椎体的韧带   B. 是连结相邻横突的韧带

    C. 是连结相邻椎弓的韧带   D. 可限制脊柱过伸运动

    E. 附于椎间盘的周缘

47. 脊柱有（   ）

    A. 凸向后的颈曲   B. 凸向前的胸曲

    C. 凸向后的腰曲   D. 凸向前的骶曲

    E. 23 块椎间盘

48. 不参与构成胸廓的是（   ）

    A. 胸骨   B. 锁骨

    C. 12 对肋   D. 胸椎

    E. 以上都不对

49. 不参与围成胸廓上口的是（   ）

    A. 第 1 胸椎   B. 胸骨柄上缘

    C. 锁骨   D. 第 1 肋骨

    E. 第 1 肋软骨

50. 上肢与躯干连结的唯一关节是（   ）

    A. 肩锁关节   B. 肩关节

    C. 胸锁关节   D. 胸肋关节

    E. 肋头关节

51. 肩关节囊内通过的结构是（   ）

    A. 胸大肌腱   B. 背阔肌腱

    C. 肱三头肌长头腱   D. 肱二头肌短头腱

    E. 肱二头肌长头腱

52. 关于肩关节的描述，错误的是（   ）

    A. 运动最灵活   B. 有囊外韧带加强

    C. 关节囊紧张而坚韧   D. 盂唇加深关节窝

    E. 易向前下方脱位

53. 伸肘时，臂和前臂之间形成一开向外侧的钝角，称为（   ）

    A. 颈干角   B. 提携角

C. 倾斜角   D. 外侧角

E. 肘后三角

54. 前臂的旋转运动是由（　　　　）

  A. 肘关节完成

  B. 桡腕关节完成

  C. 肘关节和桡腕关节共同完成

  D. 桡尺近侧关节、桡尺远侧关节和肱桡关节共同完成

  E. 前臂肌前群完成

55. 不参与组成桡腕关节的是（　　　　）

  A. 手舟骨   B. 月骨

  C. 三角骨   D. 尺骨下端

  E. 桡骨下端

56. 拇指的对掌运动发生在（　　　　）

  A. 桡腕关节   B. 腕骨间关节

  C. 第 1 掌指关节   D. 拇指腕掌关节

  E. 掌骨间关节

57. 连结下肢骨与躯干骨之间的唯一关节是（　　　　）

  A. 骶髂关节   B. 腰骶关节

  C. 耻骨联合   D. 关节突关节

  E. 髋关节

58. 不参与组成骨盆下口的是（　　　　）

  A. 尾骨   B. 坐骨结节

  C. 耻骨弓   D. 耻骨结节

  E. 骶结节韧带

59. 骨盆（　　　　）

  A. 由左、右髋骨构成

  B. 可分为上方的大骨盆和下方的小骨盆

  C. 大骨盆的内腔通称为骨盆腔

  D. 女性骨盆腔形似漏斗形，以利分娩

  E. 男性耻骨弓的角度为钝角

60. 关于髋关节的描述，错误的是（　　　　）

  A. 关节囊紧张而坚韧   B. 髋臼紧抱股骨头大部分

  C. 以向后下方脱位多见   D. 关节囊内有股骨头韧带

  E. 股骨颈全部被关节囊所包绕

61. 位于髋关节囊前方，限制大腿过度后伸的韧带是（　　　　）

  A. 髂股韧带   B. 骶结节韧带

  C. 股骨头韧带   D. 耻股韧带

E. 坐股韧带

62. 半月板 （   ）

    A. 内侧半月板呈 "C" 形，外侧半月板呈 "O" 形

    B. 可以加深关节窝

    C. 周缘较厚，而中央较薄

    D. 下面平，而上面凹陷

    E. 以上都对

63. 前交叉韧带 （   ）

    A. 防止胫骨前移   B. 防止胫骨后移

    C. 防止胫骨外旋   D. 防止胫骨内旋

    E. 屈膝时最紧张

64. 膝关节囊的滑膜层形成 （   ）

    A. 前、后交叉韧带   B. 髌韧带

    C. 胫、腓侧副韧带   D. 翼状襞

    E. 半月板

65. 参与组成距小腿关节的是 （   ）

    A. 胫骨、腓骨、距骨   B. 胫骨、腓骨、跟骨

    C. 胫骨、距骨   D. 胫骨、跟骨

    E. 胫骨、腓骨、距骨、跟骨

66. 距小腿关节 （   ）

    A. 由跟骨与胫骨、腓骨构成   B. 关节囊外侧有坚韧的三角韧带

    C. 关节囊内侧的韧带较薄弱   D. 主要作足内翻和足外翻运动

    E. 以上均不对

67. 关于颞下颌关节的描述，错误的是 （   ）

    A. 关节盘由纤维软骨构成

    B. 左、右两关节属联合关节

    C. 关节结节也被包裹于关节囊内

    D. 关节腔被关节盘分为上、下两部分

    E. 张口时下颌头和关节盘常滑到关节结节的前方

68. 具有囊内韧带的关节是 （   ）

    A. 髋关节   B. 肩关节

    C. 颞下颌关节   D. 距小腿关节

    E. 桡腕关节

69. 具有关节唇的关节是 （   ）

    A. 膝关节   B. 髋关节

    C. 颞下颌关节   D. 距小腿关节

    E. 肘关节

70. 两侧需要同时运动的关节是 （   ）
    A. 颞下颌关节
    B. 距小腿关节
    C. 胸锁关节
    D. 膝关节
    E. 腕骨间关节

71. 具有关节盘的关节是 （   ）
    A. 髋关节
    B. 肩关节
    C. 桡腕关节
    D. 距小腿关节
    E. 肘关节

72. 人体运动最灵活的关节是 （   ）
    A. 髋关节
    B. 桡腕关节
    C. 距小腿关节
    D. 肩关节
    E. 肘关节

73. 既有囊内韧带，又有关节盘的关节是 （   ）
    A. 髋关节
    B. 肩关节
    C. 膝关节
    D. 距小腿关节
    E. 肘关节

74. 关于肌的描述，错误的是 （   ）
    A. 平滑肌分布于内脏和血管壁
    B. 心肌分布于心脏
    C. 骨骼肌在显微镜下观察呈横纹状，故又称横纹肌
    D. 骨骼肌不随人的意志收缩，故又称不随意肌
    E. 骨骼肌包括肌腹和肌腱两部分

75. 肌的起止点 （   ）
    A. 肌在固定骨上的附着点称起点或动点
    B. 肌在移动骨上的附着点称止点或定点
    C. 一般接近身体正中线的附着点是止点
    D. 一般接近肢体远侧端的附着点是起点
    E. 肌的起止点在一定条件下可以互换

76. 深筋膜包被 （   ）
    A. 肌
    B. 血管
    C. 神经
    D. 腺体
    E. 以上都是

77. 关于腱鞘的描述，错误的是 （   ）
    A. 有约束肌腱的作用
    B. 腱系膜由滑膜形成
    C. 腱滑膜鞘分为壁层和脏层
    D. 包被所有肌腱的表面
    E. 由腱纤维鞘和腱滑膜鞘组成

78. 斜方肌全部肌束收缩时，可引起肩胛骨 （   ）

A. 上提   B. 下降

C. 向脊柱靠拢   D. 旋内

E. 旋外

79. 背阔肌 （   ）

   A. 起自全部胸椎的棘突   B. 止于肱骨小结节

   C. 两侧收缩可使头后仰   D. 可使肩关节后伸、内收和旋内

   E. 以上都对

80. 止于肱骨大结节嵴的肌是 （   ）

   A. 胸大肌   B. 三角肌

   C. 肱二头肌   D. 肱三头肌

   E. 背阔肌

81. 脊柱强有力的伸肌是 （   ）

   A. 竖脊肌   B. 背阔肌

   C. 斜方肌   D. 腰大肌

   E. 臀大肌

82. "翼状肩胛"是哪块肌的瘫痪引起 （   ）

   A. 胸大肌   B. 三角肌

   C. 前锯肌   D. 菱形肌

   E. 背阔肌

83. 关于肋间外肌的描述，错误的是 （   ）

   A. 位于各肋间隙的浅层   B. 起自肋骨的下缘

   C. 止于下一肋骨的上缘   D. 降肋，助呼气

   E. 在肋软骨间隙处，无肋间外肌

84. 不通过膈的三个裂孔的结构是 （   ）

   A. 主动脉   B. 上腔静脉

   C. 下腔静脉   D. 迷走神经

   E. 胸导管

85. 关于膈的描述，错误的是 （   ）

   A. 中央部为中心腱   B. 有三个裂孔

   C. 收缩时，膈的圆顶上升，助呼气   D. 食管裂孔内有迷走神经通过

   E. 主动脉裂孔内有胸导管通过

86. 腹肌前外侧群不包括 （   ）

   A. 腹外斜肌   B. 腹内斜肌

   C. 腹横肌   D. 腹直肌

   E. 腰方肌

87. 关于腹外斜肌的描述，错误的是 （   ）

   A. 肌束由后外上方斜向前内下方

B. 在腹直肌外侧缘移行为腱膜

C. 其腱膜形成腹股沟韧带

D. 其腱膜参与形成腹直肌鞘后壁的一部分

E. 其腱膜形成腹股沟管浅环

88. 关于腹内斜肌的描述，错误的是（　　）

A. 位于腹横肌的浅面　　　　　　　　　B. 其腱膜参与形成腹直肌鞘

C. 其腱膜参与形成腹股沟韧带　　　　　D. 其腱膜参与形成腹股沟镰

E. 其最下部肌束参与形成提睾肌

89. 腹横肌（　　）

A. 位于腹外斜肌与腹内斜肌之间　　　　B. 其腱膜形成腹股沟管浅环

C. 肌纤维由外上斜向内下　　　　　　　D. 其腱膜参与形成腹股沟韧带

E. 其最下部肌束参与形成提睾肌

90. 腹股沟韧带（　　）

A. 为腹内斜肌腱膜构成　　　　　　　　B. 连于髂前下棘和耻骨结节之间

C. 连于两侧髂前上棘之间　　　　　　　D. 连于髂前上棘和耻骨结节之间

E. 连于两侧耻骨结节之间

91. 腹直肌鞘（　　）

A. 前层由腹内斜肌和腹外斜肌伸延而成

B. 脐下由腹内斜肌腱膜构成鞘的后层

C. 脐下由腹内斜肌腱膜参与构成鞘的前、后层

D. 脐下 4~5cm 以下，由三层扁肌的腱膜共同构成鞘的前层

E. 以上都不是

92. 腹股沟管（　　）

A. 位于腹股沟韧带的下方

B. 浅环位于耻骨结节的内下方

C. 深环在腹股沟韧带中点下方一横指

D. 男性有精索通过，女性有子宫圆韧带通过

E. 腹腔内容物经该管向外突出可形成股疝

93. 三角肌（　　）

A. 位于臂部　　　　　　　　　　　　　B. 能使肩关节外展

C. 起于三角肌粗隆　　　　　　　　　　D. 止于肱骨大结节

E. 协助肩胛骨下降

94. 止于肱骨小结节的肌是（　　）

A. 肩胛下肌　　　　　　　　　　　　　B. 冈上肌

C. 冈下肌　　　　　　　　　　　　　　D. 大圆肌

E. 小圆肌

95. 外展肩关节的肌是 （　　　）

  A. 肩胛下肌和冈上肌　　　　　　B. 三角肌和冈上肌

  C. 三角肌和冈下肌　　　　　　　D. 大圆肌和冈上肌

  E. 胸大肌和三角肌

96. 肱二头肌 （　　　）

  A. 起点有内、外侧头　　　　　　B. 为前臂屈肌群

  C. 使前臂旋前　　　　　　　　　D. 只能屈肘关节

  E. 以上都不是

97. 既能屈肘，又能使前臂旋后的肌是 （　　　）

  A. 肱肌　　　　　　　　　　　　B. 肱二头肌

  C. 肱三头肌　　　　　　　　　　D. 肱桡肌

  E. 旋后肌

98. 肱三头肌 （　　　）

  A. 长头起于关节盂的上方　　　　B. 止于桡骨粗隆

  C. 可使前臂旋后　　　　　　　　D. 是唯一伸肘关节的肌

  E. 长头可使臂后伸

99. 关于前臂肌前群的描述，错误的是 （　　　）

  A. 分浅、深两层，共有 9 块　　　B. 包括屈腕的肌

  C. 包括屈指的肌　　　　　　　　D. 包括使前臂旋前的肌

  E. 均起自肱骨内上髁

100. 前臂肌后群不包括 （　　　）

  A. 指伸肌　　　　　　　　　　　B. 拇长展肌

  C. 拇收肌　　　　　　　　　　　D. 拇长伸肌

  E. 旋后肌

101. 关于臀大肌的描述，错误的是 （　　　）

  A. 起于髂骨外面、骶骨和尾骨的后面　　B. 止于股骨大转子和髂胫束

  C. 主要作用是伸髋关节　　　　　D. 还可使髋关节旋外

  E. 为维持人体直立的重要肌肉

102. 股四头肌 （　　　）

  A. 起自髂前上棘　　　　　　　　B. 止于胫骨、腓骨上端

  C. 能伸髋关节　　　　　　　　　D. 能屈膝关节

  E. 肌腱向下延续为髌韧带

103. 具有屈髋关节和伸膝关节作用的肌是 （　　　）

  A. 长收肌　　　　　　　　　　　B. 半膜肌

  C. 股二头肌　　　　　　　　　　D. 股直肌

  E. 以上都不是

104. 具有屈髋关节和屈膝关节作用的肌是 （　　　）

    A. 股直肌   B. 缝匠肌

    C. 半腱肌   D. 股二头肌

    E. 股四头肌

105. 具有伸髋关节和屈膝关节作用的肌是 （　　　）

    A. 缝匠肌和半腱肌   B. 缝匠肌和半膜肌

    C. 半腱肌和半膜肌   D. 臀中肌和臀小肌

    E. 臀大肌和梨状肌

106. 小腿肌前群 （　　　）

    A. 由胫骨前肌和趾长伸肌组成   B. 包括小腿三头肌

    C. 均能屈距小腿关节   D. 胫骨前肌还能使足外翻

    E. 均能使足背屈

107. 小腿三头肌 （　　　）

    A. 由腓骨长肌和比目鱼肌构成   B. 比目鱼肌起自股骨内、外侧髁

    C. 以跟腱止于跟骨结节   D. 主要作用是伸膝关节和使足跖屈

    E. 还可使足内翻

108. 使足外翻的肌是 （　　　）

    A. 腓骨长肌和腓骨短肌   B. 腓骨长肌和胫骨后肌

    C. 胫骨前肌和腓肠肌   D. 胫骨前肌和胫骨后肌

    E. 腓骨短肌和胫骨后肌

109. 枕额肌的作用是 （　　　）

    A. 皱额   B. 皱眉

    C. 提上睑   D. 皱枕部头皮

    E. 睁眼

110. 关于颞肌的叙述，正确的是 （　　　）

    A. 属于表情肌   B. 起于颞窝骨面

    C. 止于下颌角的外面   D. 在颅的侧面摸不到

    E. 受面神经支配

111. 关于胸锁乳突肌的描述，错误的是 （　　　）

    A. 起自胸骨柄前面和锁骨内侧端

    B. 止于颞骨乳突

    C. 单侧收缩，使头偏向对侧，面转向同侧

    D. 两侧收缩，头向后仰

    E. 斜列于颈部两侧

112. 不属于舌骨下肌群的是 （　　　）

    A. 胸骨舌骨肌   B. 颏舌骨肌

    C. 甲状舌骨肌   D. 肩胛舌骨肌

    E. 胸骨甲状肌

113. 关于斜角肌的描述，错误的是（　　）

    A. 均起自颈椎横突

    B. 均止于第 1 肋骨

    C. 前、中斜角肌与第 1 肋之间围成斜角肌间隙

    D. 一侧收缩，可使颈屈向同侧

    E. 两侧收缩，提肋、助吸气

二、B 型选择题

    A. 骨密质　　B. 骨松骨　　C. 骨膜　　D. 红骨髓　　E. 骺软骨

1. 构成长骨干的是（　　）

2. 构成颅内、外板的是（　　）

3. 能造血的是（　　）

4. 胎儿及幼儿的骨髓腔内是（　　）

5. 对骨有营养、再生作用的是（　　）

    A. 颈椎　　B. 胸椎　　C. 腰椎　　D. 骶骨　　E. 尾骨

6. 有横突孔的是（　　）

7. 有肋凹的是（　　）

8. 椎体肥大的是（　　）

9. 棘突呈板状且水平后伸的是（　　）

10. 有岬的是（　　）

    A. 锁骨　　B. 肱骨　　C. 胸骨　　D. 桡骨　　E. 尺骨

11. 颈静脉切迹位于（　　）

12. 桡神经沟位于（　　）

13. 尺神经沟位于（　　）

14. 尺切迹位于（　　）

15. 桡切迹位于（　　）

    A. 锁骨　　B. 肱骨　　C. 肩胛骨　　D. 桡骨　　E. 尺骨

16. 喙突位于（　　）

17. 三角肌粗隆位于（　　）

18. 大结节位于（　　）

19. 冠突位于（　　）

20. 鹰嘴位于（　　）

    A. 髋骨　　B. 股骨　　C. 骶骨　　D. 胫骨　　E. 腓骨

21. 闭孔位于（　　）

22. 大转子位于（　　）

23. 内踝位于（　　）

24. 内上髁位于（　　　）
25. 臀肌粗隆位于（　　　）

　　A. 颅前面　　　B. 颅底内面　　　C. 颅底外面　　　D. 颅侧面　　　E. 颅盖

26. 颏孔位于（　　　）
27. 茎乳孔位于（　　　）
28. 眶下孔位于（　　　）
29. 垂体窝位于（　　　）
30. 枕髁位于（　　　）

　　A. 颅前窝　　　B. 颅中窝　　　C. 颅后窝　　　D. 颅侧面　　　E. 颅前面

31. 筛孔位于（　　　）
32. 圆孔位于（　　　）
33. 卵圆孔位于（　　　）
34. 棘孔位于（　　　）
35. 颈静脉孔位于（　　　）

　　A. 上鼻道　　　B. 中鼻道　　　C. 下鼻道　　　D. 蝶筛隐窝　　　E. 鼻腔

36. 上颌窦开口于（　　　）
37. 额窦开口于（　　　）
38. 蝶窦开口于（　　　）
39. 前、中筛小房开口于（　　　）
40. 筛后小房开口于（　　　）

　　A. 纤维连结　　　B. 软骨连结　　　C. 间接连结　　　D. 骨性结合　　　E. 关节

41. 各骶椎的骨性融合属于（　　　）
42. 颅骨的缝连结属于（　　　）
43. 前臂骨间膜属于（　　　）
44. 椎骨间的韧带连结属于（　　　）
45. 椎体间的椎间盘属于（　　　）
46. 耻骨间的耻骨联合属于（　　　）

　　A. 前纵韧带　　　B. 后纵韧带　　　C. 黄韧带　　　D. 项韧带　　　E. 棘上韧带

47. 防止椎间盘向后脱出的韧带是（　　　）
48. 呈矢状位的板状韧带是（　　　）
49. 连结相邻椎弓板之间的韧带是（　　　）
50. 位于椎体前面的韧带是（　　　）
51. 防止脊柱过度后伸的韧带是（　　　）

　　A. 关节突关节　　　B. 腰骶关节　　　C. 寰枕关节　　　D. 寰枢关节
　　E. 钩椎关节

52. 椎骨的上关节突参与构成的关节是 （   ）
53. 枕髁参与构成的关节是 （   ）
54. 齿突参与构成的关节是 （   ）
55. 寰椎横韧带参与构成的关节是 （   ）
56. 椎体上面两侧缘的椎体钩参与构成的关节是 （   ）

A. 胸骨下角　　B. 胸骨角　　C. 肩胛骨下角　　D. 肩胛骨外侧角
E. 肋角

57. 平对第 2 肋的结构是 （   ）
58. 平对第 7 肋的结构是 （   ）
59. 左、右肋弓在正中线形成向下开放的夹角是 （   ）

A. 肋弓　　B. 颧弓　　C. 椎弓　　D. 耻骨弓　　E. 喙肩弓

60. 连于肩峰与喙突之间的韧带构成 （   ）
61. 参与构成胸廓下口的是 （   ）
62. 参与构成骨盆下口的是 （   ）

A. 肱桡关节　　B. 肱尺关节　　C. 桡尺近侧关节　　D. 桡尺远侧关节
E. 桡腕关节

63. 滑车切迹参与构成的关节是 （   ）
64. 桡切迹参与构成的关节是 （   ）
65. 尺切迹参与构成的关节是 （   ）

A. 中间腱　　B. 腱划　　C. 腱膜　　D. 肌间隔　　E. 筋膜鞘

66. 深入各肌群之间，且与骨膜相连，称为 （   ）
67. 包被血管神经的深筋膜，称为 （   ）
68. 两个肌腹之间的肌腱称 （   ）
69. 将肌腹分割成多个肌腹的肌腱称 （   ）
70. 阔肌的肌腱呈薄片状，其肌腱称 （   ）

A. 斜方肌　　B. 胸锁乳突肌　　C. 冈上肌　　D. 三角肌　　E. 背阔肌

71. 两侧收缩，使头向后仰的肌是 （   ）
72. 左侧收缩，使头偏向左侧，面转向右侧的肌是 （   ）
73. 上部肌束收缩，可上提肩胛骨的肌是 （   ）
74. 全部肌束收缩时，使肩胛骨向脊柱靠拢的肌是 （   ）

A. 肩关节　　B. 颞下颌关节　　C. 膝关节　　D. 踝关节　　E. 腕关节

75. 既有关节盘，又有关节内韧带的关节是 （   ）
76. 有关节唇的关节是 （   ）
77. 属于联合关节的是 （   ）

A. 肱骨大结节　　B. 肱骨小结节　　C. 肱骨大结节嵴　　D. 肱骨小结节嵴

E. 喙突

78. 背阔肌止于（　　）

79. 胸大肌止于（　　）

80. 肩胛下肌止于（　　）

81. 大圆肌止于（　　）

    A. 胸大肌　　B. 三角肌　　C. 肱三头肌　　D. 肱二头肌　　E. 背阔肌

82. 外展肩关节的肌是（　　）

83. 伸肘关节的肌是（　　）

84. 后伸和内收肩关节的肌是（　　）

    A. 指浅屈肌　　B. 指伸肌　　C. 尺侧腕屈肌　　D. 桡侧腕长、短伸肌

    E. 尺侧腕伸肌

85. 伸桡腕关节和伸第 2~5 指的肌是（　　）

86. 屈桡腕关节和屈第 2~5 指的肌是（　　）

87. 伸和外展桡腕关节的肌是（　　）

88. 伸和内收桡腕关节的肌是（　　）

89. 屈和内收桡腕关节的肌是（　　）

    A. 臀大肌　　B. 缝匠肌　　C. 股四头肌　　D. 长收肌　　E. 臀小肌

90. 伸膝关节的肌是（　　）

91. 伸髋关节的肌是（　　）

92. 内收髋关节的肌是（　　）

    A. 股四头肌　　B. 股二头肌　　C. 缝匠肌　　D. 腓肠肌　　E. 股薄肌

93. 屈髋关节和屈膝关节的肌是（　　）

94. 伸髋关节和屈膝关节的肌是（　　）

95. 内收髋关节和屈膝关节的肌是（　　）

96. 屈髋关节和伸膝关节的肌是（　　）

97. 屈膝关节和屈距小腿关节的肌是（　　）

    A. 腓肠肌　　B. 胫骨前肌　　C. 胫骨后肌　　D. 腓骨长肌　　E. 趾长伸肌

98. 足背屈和足内翻的肌是（　　）

99. 足跖屈和足外翻的肌是（　　）

100. 足背屈和伸第 2~5 趾的肌是（　　）

101. 足跖屈和足内翻的肌是（　　）

102. 足外翻的肌是（　　）

三、X 型选择题

1. 骨的构造包括（　　）

    A. 骨质　　　　　　　　　　　　　　B. 骨髓

    C. 骨膜   D. 骺软骨

    E. 骺线

2. 骨的分类包括 （　　）

    A. 颅骨   B. 躯干骨

    C. 上肢骨   D. 下肢骨

    E. 听小骨

3. 属于长骨的有 （　　）

    A. 掌骨   B. 肋骨

    C. 锁骨   D. 肱骨

    E. 指骨

4. 关于骨髓的描述，正确的有 （　　）

    A. 充填于长骨骨髓腔内

    B. 充填于松质腔隙内

    C. 幼儿骨内全部是红骨髓

    D. 当大量失血时，黄骨髓又能转化为红骨髓

    E. 成人长骨骨髓腔内为红骨髓

5. 颈椎的特征有 （　　）

    A. 椎体较小，椎孔较大   B. 无横突孔

    C. 第 1 颈椎无椎体   D. 第 2 颈椎有齿突

    E. 第 7 颈椎棘突较长，是计数椎骨序数的标志

6. 关于胸椎的描述，正确的有 （　　）

    A. 有横突孔   B. 椎体侧面有肋凹

    C. 棘突伸向后下，并互相呈叠瓦状   D. 椎体最大

    E. 横突尖端前面有肋凹

7. 关于骶骨的描述，正确的有 （　　）

    A. 骶骨岬为女性骨盆测量的重要标志

    B. 骶角是寻找骶管裂孔的重要骨性标志

    C. 骶后孔相当于八髎穴的位置

    D. 骶前、后孔与骶管相通

    E. 骶管向上与椎管相连续

8. 属胸骨上的结构有 （　　）

    A. 剑突   B. 颈静脉切迹

    C. 胸骨角   D. 肋弓

    E. 胸骨下角

9. 属于上肢带骨的有 （　　）

    A. 胸椎   B. 肋骨

    C. 肩胛骨   D. 胸骨

E. 锁骨

10. 属肩胛骨上的结构有（　　）
    A. 三角肌粗隆　　　　　　　　　B. 肩峰
    C. 关节盂　　　　　　　　　　　D. 喙突
    E. 冠突

11. 关于肱骨的描述，正确的有（　　）
    A. 肱骨滑车的后上方有鹰嘴窝
    B. 内上髁前面有尺神经沟
    C. 肱骨体后面有桡神经沟
    D. 肱骨中部外侧面有三角肌粗隆
    E. 肱骨下端内侧份有肱骨小头

12. 属肱骨上的结构有（　　）
    A. 滑车　　　　　　　　　　　　B. 桡神经沟
    C. 三角肌粗隆　　　　　　　　　D. 鹰嘴
    E. 内上髁

13. 在活体上能触及肱骨的骨性标志有（　　）
    A. 大结节　　　　　　　　　　　B. 小结节
    C. 肱骨头　　　　　　　　　　　D. 肱骨滑车
    E. 内上髁

14. 属桡骨上的结构有（　　）
    A. 桡切迹　　　　　　　　　　　B. 尺切迹
    C. 桡神经沟　　　　　　　　　　D. 尺神经沟
    E. 环状关节面

15. 属尺骨上的结构有（　　）
    A. 鹰嘴　　　　　　　　　　　　B. 冠突
    C. 桡切迹　　　　　　　　　　　D. 尺切迹
    E. 滑车切迹

16. 近侧列腕骨有（　　）
    A. 月骨　　　　　　　　　　　　B. 三角骨
    C. 钩骨　　　　　　　　　　　　D. 豌豆骨
    E. 手舟骨

17. 不属于自由下肢骨的有（　　）
    A. 髋骨　　　　　　　　　　　　B. 骶骨
    C. 尾骨　　　　　　　　　　　　D. 股骨
    E. 髌骨

18. 关于髋骨的描述，正确的有（　　）
    A. 由髂骨、耻骨和坐骨构成

    B. 坐骨和耻骨围成坐骨大孔

    C. 三骨融合处，外侧面的深窝叫髋臼

    D. 两侧髂嵴最高点的连线约平第 4 腰椎棘突

    E. 髂骨外侧面的浅窝为髂窝

19. 在活体上能触及髋骨的骨性标志有 （　　）

    A. 髂前上棘　　　　　　　　　B. 坐骨棘

    C. 坐骨结节　　　　　　　　　D. 耻骨结节

    E. 髂嵴

20. 在活体上能触及股骨的骨性标志有 （　　）

    A. 大转子　　　　　　　　　　B. 小转子

    C. 外上髁　　　　　　　　　　D. 内上髁

    E. 髁间窝

21. 属胫骨上的结构有 （　　）

    A. 内侧髁　　　　　　　　　　B. 内上髁

    C. 内踝　　　　　　　　　　　D. 外踝

    E. 胫骨粗隆

22. 属于跗骨的是 （　　）

    A. 距骨　　　　　　　　　　　B. 楔骨

    C. 跖骨　　　　　　　　　　　D. 骰骨

    E. 趾骨

23. 成对的脑颅骨有 （　　）

    A. 额骨　　　　　　　　　　　B. 顶骨

    C. 枕骨　　　　　　　　　　　D. 颞骨

    E. 筛骨

24. 成对的面颅骨有 （　　）

    A. 上颌骨　　　　　　　　　　B. 下颌骨

    C. 鼻骨　　　　　　　　　　　D. 颧骨

    E. 腭骨

25. 开口于中鼻道的有 （　　）

    A. 上颌窦　　　　　　　　　　B. 前、中筛小房

    C. 后筛小房　　　　　　　　　D. 蝶窦

    E. 额窦

26. 与翼点形成相关的骨有 （　　）

    A. 颞骨　　　　　　　　　　　B. 蝶骨

    C. 顶骨　　　　　　　　　　　D. 枕骨

    E. 额骨

27. 与眶相通的结构有 （　　）

    A. 眶下裂   B. 眶下孔

    C. 眶上裂   D. 视神经管

    E. 鼻泪管

28. 属于颅前窝的结构有 （　　　）

    A. 视神经管   B. 筛孔

    C. 筛板   D. 圆孔

    E. 棘孔

29. 属于颅中窝的结构有 （　　　）

    A. 视神经管   B. 内耳门

    C. 圆孔   D. 卵圆孔

    E. 棘孔

30. 属于颅后窝的结构有 （　　　）

    A. 棘孔   B. 枕内隆凸

    C. 内耳门   D. 舌下神经管

    E. 颈静脉孔

31. 关节的主要结构包括 （　　　）

    A. 关节面   B. 关节囊

    C. 关节腔   D. 关节盘

    E. 关节唇

32. 关于关节的描述，正确的有 （　　　）

    A. 关节面覆盖有一层关节软骨

    B. 关节囊分为纤维膜和滑膜

    C. 关节腔由关节囊的纤维膜和滑膜围成

    D. 关节腔内有少量滑液

    E. 关节腔内呈负压

33. 维持关节稳定性的因素有 （　　　）

    A. 关节软骨   B. 关节唇

    C. 关节囊   D. 囊外韧带

    E. 囊内韧带

34. 运动时，减缓对关节冲击力的因素有 （　　　）

    A. 滑膜襞   B. 关节唇

    C. 关节盘   D. 半月板

    E. 关节软骨

35. 关于椎间盘的描述，正确的有 （　　　）

    A. 位于椎体之间

    B. 椎间盘中央的胶状物称为髓核

    C. 椎间盘共有 24 块

D. 纤维环破裂时，髓核多向后外侧突出

E. 髓核可缓和冲击的作用

36. 连结椎体的结构有（ ）

A. 关节突关节 B. 椎间盘

C. 棘上韧带 D. 前纵韧带

E. 后纵韧带

37. 脊柱生理性弯曲的作用是（ ）

A. 减轻震荡 B. 增加承重能力

C. 与维持人体的重心有关 D. 增大脊柱旋转幅度

E. 使脊柱更具弹性

38. 腰穿针从第 3、第 4 腰椎棘突间进入椎管，需通过的韧带有（ ）

A. 前纵韧带 B. 黄韧带

C. 棘间韧带 D. 棘上韧带

E. 后纵韧带

39. 关于脊柱的描述，正确的有（ ）

A. 由 24 块分离的椎骨、1 块骶骨和 1 块尾骨借韧带、椎间盘和关节连结而成

B. 上承颅骨，下连髋骨，中附肋骨

C. 椎体之间有 23 块椎间盘

D. 颈曲凸向后

E. 腰曲凸向前

40. 参与胸廓下口围成的结构有（ ）

A. 剑突 B. 左、右肋弓

C. 第 11 对肋 D. 第 12 对肋

E. 第 12 胸椎

41. 关于肩关节的描述，正确的有（ ）

A. 由肱骨头与肩胛骨关节盂构成

B. 关节囊内有肱二头肌短头腱通过

C. 关节囊厚而坚韧，没有肌腱纤维加强

D. 以前下方脱位为多见

E. 为人体运动最灵活的关节

42. 关于肘关节的描述，正确的有（ ）

A. 由肱骨和尺骨构成

B. 关节囊两侧有侧副韧带加强

C. 桡骨环状韧带的两端分别连于尺骨的桡切迹前、后缘

D. 可做屈、伸运动

E. 关节腔内有关节盘

43. 关于桡腕关节的描述，正确的有（ ）

    A. 由桡骨、尺骨和腕骨近侧列组成

    B. 尺骨下端的关节盘参与桡腕关节的组成

    C. 桡尺远侧关节和桡腕关节的关节腔相通

    D. 关节囊松弛，有囊外韧带加固

    E. 仅能做屈伸运动

44. 参与骨盆下口围成的结构有（　　　）

    A. 骶结节韧带　　　　　　　　　B. 坐骨结节

    C. 骶骨　　　　　　　　　　　　D. 尾骨

    E. 耻骨弓

45. 关于髋关节的描述，正确的有（　　　）

    A. 由股骨头和髋臼组成

    B. 髋臼唇附于髋臼周缘

    C. 股骨颈全部在关节囊内

    D. 关节囊内有股骨头韧带

    E. 以后下方脱位为多见

46. 关于膝关节的描述，正确的有（　　　）

    A. 由股骨、胫骨和腓骨组成

    B. 关节囊前壁不完整，由髌骨和髌韧带填补

    C. 前交叉韧带防止胫骨前移

    D. 内侧半月板较小，呈"O"形

    E. 在屈膝状态下，还能做旋内和旋外运动

47. 膝关节囊的滑膜形成的结构有（　　　）

    A. 前、后交叉韧带　　　　　　　B. 髌韧带

    C. 胫、腓侧副韧带　　　　　　　D. 翼状襞

    E. 髌上囊

48. 在伸膝关节时，紧张的韧带有（　　　）

    A. 前交叉韧带　　　　　　　　　B. 后交叉韧带

    C. 胫侧副韧带　　　　　　　　　D. 腓侧副韧带

    E. 髌韧带

49. 关于距小腿关节的描述，正确的有（　　　）

    A. 由胫骨、腓骨和距骨组成

    B. 关节囊前、后壁较薄，两侧有韧带加强

    C. 主要运动为背屈和跖屈

    D. 跖屈时，有轻微的收、展运动

    E. 足内翻易损伤内侧韧带

50. 关于颞下颌关节的描述，正确的有（　　　）

    A. 由下颌骨的下颌头和颞骨的下颌窝构成

B. 囊内有关节盘，将关节腔分为上、下两部分

C. 关节结节位于关节囊外

D. 能做开口、闭口、前进、后退和侧方运动

E. 前脱位时，下颌头和关节盘一起滑到关节结节前方

51. 具有关节盘的关节有（　　　）

A. 胸锁关节   B. 桡腕关节

C. 颞下颌关节   D. 髋关节

E. 肘关节

52. 具有囊内韧带的关节有（　　　）

A. 膝关节   B. 肩关节

C. 髋关节   D. 肘关节

E. 颞下颌关节

53. 具有侧副韧带的关节有（　　　）

A. 肩关节   B. 肘关节

C. 桡腕关节   D. 髋关节

E. 膝关节

54. 具有关节唇的关节有（　　　）

A. 肩关节   B. 颞下颌关节

C. 髋关节   D. 膝关节

E. 桡腕关节

55. 可进行三轴运动的关节有（　　　）

A. 肩关节   B. 肘关节

C. 桡腕关节   D. 髋关节

E. 膝关节

56. 斜方肌起于（　　　）

A. 肩胛冈   B. 枕外隆凸

C. 项韧带   D. 全部胸椎棘突

E. 肩峰

57. 背阔肌的作用（　　　）

A. 使肩关节内收   B. 使肩关节外展

C. 使肩关节旋内   D. 使肩关节后伸

E. 使肩关节前屈

58. 关于竖脊肌的描述，正确的有（　　　）

A. 为背肌中最长、最大的肌

B. 为背肌的浅层肌

C. 纵列于横突两侧

D. 由髂肋肌、最长肌和棘肌组成

E. 可使脊柱后伸和仰头

59. 关于膈的描述，正确的有（　　　）
    A. 其周围部为肌质部，起自胸廓下口内面及腰椎前面
    B. 各部肌束向中央集中移行于中心腱
    C. 迷走神经和食管一起通过膈的食管裂孔
    D. 膈收缩时，可协助吸气
    E. 膈舒张时，可协助呼气

60. 关于胸大肌的描述，正确的有（　　　）
    A. 起自胸骨、锁骨内侧半和第 1～6 肋软骨
    B. 止于肱骨大结节嵴
    C. 可使肩关节内收和旋内
    D. 上肢上举固定时，可上提躯干
    E. 可提肋，助呼气

61. 胸固有肌包括（　　　）
    A. 胸大肌　　　　　　　　　　　B. 胸小肌
    C. 肋间外肌　　　　　　　　　　D. 肋间内肌
    E. 前锯肌

62. 腹肌前外侧群包括（　　　）
    A. 腹直肌　　　　　　　　　　　B. 腹外斜肌
    C. 腹内斜肌　　　　　　　　　　D. 腹横肌
    E. 腰方肌

63. 腹外斜肌参与构成的结构有（　　　）
    A. 腹直肌鞘　　　　　　　　　　B. 白线
    C. 腹股沟韧带　　　　　　　　　D. 腹股沟镰
    E. 腹股沟管浅环

64. 腹内斜肌参与构成的结构有（　　　）
    A. 腹股沟韧带　　　　　　　　　B. 腹股沟镰
    C. 提睾肌　　　　　　　　　　　D. 腹直肌鞘
    E. 白线

65. 属于面肌的有（　　　）
    A. 枕额肌　　　　　　　　　　　B. 眼轮匝肌
    C. 口轮匝肌　　　　　　　　　　D. 颊肌
    E. 咬肌

66. 属于咀嚼肌的有（　　　）
    A. 咬肌　　　　　　　　　　　　B. 颞肌
    C. 颊肌　　　　　　　　　　　　D. 口轮匝肌
    E. 下颌舌骨肌

67. 关于胸锁乳突肌的叙述，正确的有（　　）

    A. 起自胸骨柄和锁骨的胸骨端

    B. 止于乳突

    C. 为颈部一对强有力的肌

    D. 两侧收缩使头后仰

    E. 单侧收缩使头偏向同侧，面转向对侧

68. 附着于胸骨的肌有（　　）

    A. 胸大肌   B. 腹直肌

    C. 腹外斜肌   D. 腹内斜肌

    E. 胸锁乳突肌

69. 舌骨下肌群包括（　　）

    A. 肩胛舌骨肌   B. 胸骨甲状肌

    C. 胸骨舌骨肌   D. 甲状舌骨肌

    E. 下颌舌骨肌

70. 关于三角肌的叙述，正确的有（　　）

    A. 位于肩部   B. 起于锁骨的外侧段

    C. 起于肩峰和肩胛冈   D. 止于肱骨三角肌粗隆

    E. 主要作用是使上臂内收

71. 止于肱骨大结节的肌有（　　）

    A. 肩胛下肌   B. 冈上肌

    C. 冈下肌   D. 小圆肌

    E. 大圆肌

72. 内收、旋内肩关节的肌有（　　）

    A. 胸大肌   B. 背阔肌

    C. 大圆肌   D. 小圆肌

    E. 三角肌

73. 起、止于喙突的肌有（　　）

    A. 肱二头肌   B. 肱三头肌

    C. 胸大肌   D. 胸小肌

    E. 喙肱肌

74. 关于肱二头肌的叙述，正确的有（　　）

    A. 长头起于肩胛骨关节盂的上方

    B. 止于尺骨粗隆

    C. 可屈肘关节

    D. 兼有屈肩及前臂旋后的作用

    E. 为重要的肌性标志

75. 关于肱三头肌的叙述，正确的有（　　）

    A. 长头起于肩胛骨关节盂的下方   B. 止于尺骨鹰嘴

    C. 短头起于喙突   D. 为前臂伸肌群

    E. 主要作用是伸肘关节

76. 屈肘关节的肌有 （　　　）

    A. 旋前圆肌   B. 肱肌

    C. 肱桡肌   D. 肱二头肌

    E. 喙肱肌

77. 使前臂做旋前运动的肌有 （　　　）

    A. 旋前圆肌   B. 肱桡肌

    C. 旋前方肌   D. 肱二头肌

    E. 尺侧腕屈肌

78. 腕部掌侧可以摸到的肌性标志有 （　　　）

    A. 拇长屈肌腱   B. 桡侧腕屈肌腱

    C. 指深屈肌腱   D. 掌长肌腱

    E. 尺侧腕屈肌腱

79. 止于股骨大转子的肌有 （　　　）

    A. 臀大肌   B. 臀中肌

    C. 臀小肌   D. 梨状肌

    E. 髂腰肌

80. 起于髂前上棘的肌有 （　　　）

    A. 髂腰肌   B. 阔筋膜张肌

    C. 缝匠肌   D. 股直肌

    E. 股中间肌

81. 既能伸髋关节又能屈膝关节的肌有 （　　　）

    A. 臀大肌   B. 半腱肌

    C. 半膜肌   D. 股二头肌

    E. 缝匠肌

82. 大腿肌的内收肌群包括 （　　　）

    A. 股薄肌   B. 耻骨肌

    C. 大收肌   D. 长收肌

    E. 短收肌

83. 维持人体直立姿势的肌有 （　　　）

    A. 小腿三头肌   B. 臀大肌

    C. 股四头肌   D. 竖脊肌

    E. 胫骨前肌

84. 屈膝关节的肌有 （　　　）

    A. 股二头肌   B. 股四头肌

  C. 半腱肌   D. 半膜肌

  E. 腓肠肌

85. 屈和内旋膝关节的肌有（ ）

  A. 股二头肌   B. 缝匠肌

  C. 半腱肌   D. 半膜肌

  E. 股薄肌

86. 足内翻的肌有（ ）

  A. 胫骨前肌   B. 胫骨后肌

  C. 腓骨长肌   D. 腓骨短肌

  E. 比目鱼肌

87. 使足跖屈的肌是（ ）

  A. 小腿三头肌   B. 姆长屈肌

  C. 趾长屈肌   D. 胫骨后肌

  E. 胫骨前肌

四、填空题

1. 运动系统由 _____、_____ 和 _____ 组成，对身体起着 _____、_____ 和 _____ 作用。

2. 骨的形态有 _____、_____、_____ 和 _____ 四种，骨的构造包括 _____、_____ 和 _____。

3. 骨髓充填于 _____ 和 _____ 内，分为 _____ 和 _____，其中具有造血功能的是 _____。

4. 第 1 颈椎又称 _____，由 _____、_____ 及两个 _____ 构成；第 2 颈椎又称 _____，其椎体上面有 _____；第 7 颈椎又称 _____，其棘突 _____。

5. 肋共有 _____ 对，由 _____ 和 _____ 组成；肋体内面近下缘处的浅沟称为 _____，此处有 _____ 和 _____ 走行。

6. 桡骨上端有稍膨大的 _____，其周缘有 _____ 与尺骨的 _____ 相关节；桡骨下端的内侧面有 _____ 与尺骨头相关节，桡骨下端的外侧份向下突出，称为 _____。

7. 腕骨排成两列，每列 4 块。由桡侧向尺侧，近侧列依次为 _____、_____、_____ 和 _____；远侧列依次为 _____、_____、_____ 和 _____。

8. 跗骨 7 块，分别是 _____、_____、_____、_____、_____ 和 _____。

9. 成对的脑颅骨是 _____ 和 _____；不成对的面颅骨是 _____、_____ 和 _____。

10. 颅中窝蝶骨体的两侧，从前向后外有 _____ 孔、_____ 孔和 _____ 孔。

11. 椎间盘连结在相邻的两个_____之间，由_____和_____构成。最上一个在_____之间，最末一个在_____与_____之间。

12. 参与构成椎管壁的韧带是_____和_____。

13. 脊柱有四个生理弯曲，凸向前的是_____和_____；凸向后的是_____和_____。

14. 胸廓上口由_____、_____和_____围成；胸廓下口由_____、_____、_____和_____共同围成，被_____封闭。

15. 前臂骨的连结包括_____、_____和_____。

16. 膝关节外侧半月板呈"_____"形；内侧半月板呈"_____"形，其边缘中份与_____和_____紧密相连。

17. 前交叉韧带于_____时最紧张，能防止胫骨_____。后交叉韧带于_____时最紧张，能防止胫骨_____。

18. 距小腿关节囊的两侧有韧带加强，内侧有_____，外侧有_____、_____和_____。

19. 肌按形态可分为_____、_____、_____和_____；肌的构造包括_____和_____，其中具有收缩力的是_____。

20. 膈上有三个裂孔，分别称为_____、_____和_____，其中_____位于第12胸椎的前方，内有_____和_____通过。

21. 膈位于_____之间，为扁薄阔肌，其周围为_____，中央移行于_____，称为_____。

22. 腹肌的前外侧群包括_____、_____、_____和_____，后群有_____和_____。

23. 胸锁乳突肌位于_____，起自_____和_____，两头会合后斜向上后方，止于_____；一侧收缩，使头偏向_____，面转向_____，两侧同时收缩，使头向_____。

24. 肱三头肌起端有三个头：长头起自_____，外侧头起自_____，内侧头起自_____，三个头的肌纤维向下行，借肌腱共同止于_____，主要作用是_____。

25. 前臂肌后群浅层由桡侧向尺侧依次为_____、_____、_____和_____。

26. 臀大肌位于_____，起自_____和_____，肌束向下外行，止于_____和_____，主要作用_____。

27. 大腿肌内侧群有_____、_____、_____和_____，主要作用是_____。

28. 股四头肌有四个头，分别称为_____、_____、_____和

_____，四个头会合后以髌韧带止于_____。该肌的主要作用是_____。

29. 大腿肌后群包括_____、_____和_____。

30. 小腿肌前群包括_____、_____、_____和_____。

31. 使足内翻的主要肌是_____和_____，使足外翻的主要肌是_____和_____。

五、名词解释

1. 黄骨髓

2. 椎间孔

3. 椎孔和椎管

4. 翼点

5. 胸骨角

6. 间接连结

7. 椎间盘

8. 钩椎关节

9. 肋弓和胸骨下角

10. 坐骨大孔和坐骨小孔

11. 滑膜囊

12. 腱鞘

13. 胸腰筋膜

14. 腹直肌鞘

15. 弓状线

16. 斜角肌间隙

17. 腹股沟韧带

18. 腹股沟管

六、问答题

1. 在一堆椎骨中，如何迅速正确的辨识各部椎骨？

2. 肱骨干在三角肌止点以上和以下骨折时，骨折的近段和远段将如何移位？为什么？

3. 试述桡、尺骨上的关节面及其参与组成的关节。

4. 股骨干骨折时骨折的近段和远段将如何移位？为什么？

5. 颅底内面分哪几部分？分别有哪些主要的孔裂？

6. 鼻旁窦有哪几对？位置和开口如何？

7. 脊柱的组成、生理弯曲和运动形式如何？

8. 胸廓的组成如何？胸廓上、下口由什么结构围成？

9. 根据所学解剖知识，从骨盆上如何区分男性、女性？

10. 以表格形式比较肩关节和髋关节的异同。

11. 膝关节的组成、特点和运动形式如何？各种运动分别有哪些肌参与？

12. 为什么踝关节在跖屈时容易发生外侧韧带损伤？

13. 颞下颌关节的组成和运动形式如何？此关节在张口时，为什么容易向前脱位？

14. 腹肌的前外侧群包括哪几块？每块肌的纤维是怎样走行的？

15. 试述斜方肌、胸大肌、背阔肌的位置、起止和作用。

16. 试述胸锁乳突肌、三角肌、肱二头肌、肱三头肌的位置、起止和作用。

17. 前臂肌分几群？各群有哪些肌？

18. 试述臀大肌、股四头肌、小腿三头肌的位置、起止和作用。

19. 小腿肌分几群？各群包括哪些肌？

20. 主要的呼吸肌有哪些？其作用如何？

21. 试述参加肩关节屈、伸、外展、内收、旋内和旋外运动的肌分别有哪些？

22. 试述参加髋关节屈、伸、外展、内收、旋内和旋外运动的肌分别有哪些？

23. 试述参加足背屈、足跖屈、足内翻和足外翻运动的肌分别有哪些？

参 考 答 案

一、A 型选择题

1. E	2. B	3. E	4. B	5. C	6. C	7. E	8. E	9. B	10. D
11. A	12. B	13. B	14. C	15. E	16. E	17. B	18. A	19. D	20. C
21. A	22. C	23. C	24. B	25. C	26. D	27. B	28. B	29. D	30. E
31. B	32. B	33. C	34. E	35. C	36. A	37. D	38. A	39. B	40. C
41. A	42. A	43. C	44. E	45. D	46. C	47. E	48. B	49. C	50. C
51. E	52. C	53. B	54. D	55. D	56. D	57. A	58. D	59. B	60. E
61. A	62. E	63. A	64. D	65. A	66. E	67. E	68. A	69. B	70. A
71. C	72. D	73. C	74. D	75. E	76. E	77. D	78. C	79. D	80. A
81. A	82. C	83. D	84. B	85. C	86. E	87. D	88. C	89. E	90. D
91. D	92. D	93. B	94. A	95. B	96. E	97. B	98. E	99. E	100. C
101. B	102. E	103. D	104. B	105. C	106. E	107. C	108. A	109. A	110. B
111. C	112. B	113. B							

二、B 型选择题

1. A	2. A	3. D	4. D	5. C	6. A	7. B	8. C	9. C	10. D
11. C	12. B	13. B	14. D	15. E	16. C	17. B	18. B	19. E	20. E
21. A	22. B	23. D	24. B	25. B	26. A	27. C	28. A	29. B	30. C
31. A	32. B	33. B	34. B	35. C	36. B	37. B	38. D	39. B	40. A
41. D	42. A	43. A	44. A	45. B	46. B	47. B	48. D	49. C	50. A
51. A	52. A	53. C	54. D	55. D	56. E	57. B	58. C	59. A	60. E
61. A	62. D	63. B	64. C	65. D	66. D	67. E	68. A	69. B	70. C
71. B	72. B	73. A	74. A	75. C	76. A	77. B	78. D	79. C	80. B
81. D	82. B	83. C	84. E	85. B	86. A	87. D	88. E	89. C	90. C
91. A	92. D	93. C	94. B	95. E	96. A	97. D	98. B	99. D	100. E
101. C	102. D								

三、X 型选择题

1. ABC	2. ABCD	3. ADE	4. ABCD	5. ACDE
6. BCE	7. ABCDE	8. ABC	9. CE	10. BCD
11. ACD	12. ABCE	13. ABE	14. BE	15. ABCE
16. ABDE	17. ABC	18. ACD	19. ACDE	20. ACD
21. ACE	22. ABD	23. BD	24. ACDE	25. ABE
26. ABCE	27. ABCDE	28. BC	29. ACDE	30. BCDE
31. ABC	32. ABDE	33. BCDE	34. ACDE	35. ABDE

36. BDE	37. ACE	38. BCD	39. ABCE	40. ABCDE
41. ADE	42. BCD	43. BD	44. ABDE	45. ABDE
46. BCE	47. DE	48. ACDE	49. ABCD	50. ABDE
51. ABC	52. AC	53. BCE	54. AC	55. AD
56. BCD	57. ACD	58. ADE	59. ABCDE	60. ABCD
61. CD	62. ABCD	63. ABCE	64. BCDE	65. ABCD
66. AB	67. ABCDE	68. ABE	69. ABCD	70. ABCD
71. BCD	72. ABC	73. ADE	74. ACDE	75. ABE
76. ABCD	77. AC	78. BDE	79. BCD	80. BC
81. BCD	82. ABCDE	83. ABCD	84. ACDE	85. BCDE
86. AB	87. ABCD			

四、填空题

1. 骨　骨连结　骨骼肌　运动　支持　保护

2. 长骨　短骨　扁骨　不规则骨　骨质　骨膜　骨髓

3. 骨髓腔　骨松质腔隙　红骨髓　黄骨髓　红骨髓

4. 寰椎　前弓　后弓　侧块　枢椎　齿突　隆椎　不分叉

5. 12　肋骨　肋软骨　肋沟　肋间血管　神经

6. 桡骨头　环状关节面　桡切迹　尺切迹　桡骨茎突

7. 手舟骨　月骨　三角骨　豌豆骨　大多角骨　小多角骨　头状骨　钩骨

8. 距骨　跟骨　骰骨　足舟骨　内侧楔骨　中间楔骨　外侧楔骨

9. 颞骨　顶骨　下颌骨　犁骨　舌骨

10. 圆　卵圆　棘

11. 椎体　纤维环　髓核　第2、第3颈椎　第5腰椎　骶骨

12. 后纵韧带　黄韧带

13. 颈曲　腰曲　胸曲　骶曲

14. 胸骨柄上缘　第1胸椎　第1对肋　剑突　左、右肋弓　第11、第12对肋　第12胸椎　膈

15. 桡尺近侧关节　前臂骨间膜　桡尺远侧关节

16. O C　关节囊　胫侧副韧带

17. 伸膝　前移　屈膝　后移

18. 内侧（三角）韧带　距腓前韧带　距腓后韧带　跟腓韧带

19. 长肌　短肌　阔肌　轮匝肌　肌腹　肌腱　肌腹

20. 主动脉裂孔　食管裂孔　腔静脉孔　主动脉裂孔　主动脉　胸导管

21. 胸、腹腔　肌性部　腱性部　中心腱

22. 腹直肌　腹外斜肌　腹内斜肌　腹横肌　腰方肌　腰大肌

23. 颈部两侧　胸骨柄前面　锁骨胸骨端　颞骨乳突　同侧　对侧　后仰

24. 关节盂的下方　桡神经沟外上方　桡神经沟内下方　尺骨鹰嘴　伸肘关节

25. 桡侧腕长伸肌　桡侧腕短伸肌　指伸肌　小指伸肌　尺侧腕伸肌

26. 臀部皮下　髂骨外面　骶、尾骨后面　臀肌粗隆　髂胫束　伸髋关节

27. 耻骨肌　长收肌　短收肌　大收肌　股薄肌　内收髋关节

28. 股直肌　股外侧肌　股内侧肌　股中间肌　胫骨粗隆　伸膝关节

29. 股二头肌　半腱肌　半膜肌

30. 胫骨前肌　踇长伸肌　趾长伸肌　第三腓骨肌

31. 胫骨前肌　胫骨后肌　腓骨长肌　腓骨短肌

五、名词解释

1. 黄骨髓：位于长骨骨髓腔内的脂肪组织，无造血功能。在胎儿和幼儿时期，长骨骨髓腔内是红骨髓；6 岁以后，长骨骨髓腔内的红骨髓逐渐被脂肪组织所代替；当大量失血和贫血时，黄骨髓又能临时转化为红骨髓，恢复造血功能。

2. 椎间孔：上位椎骨的椎下切迹和下位椎骨的椎上切迹围成的孔，称为椎间孔，有脊神经和血管通过。

3. 椎孔和椎管：椎弓与椎体围成的孔称椎孔；全部椎骨的椎孔叠连一起，形成的纵行管道称为椎管，内有脊髓和脊神经根等。

4. 翼点：在颞窝内，额、顶、颞、蝶 4 骨的会合处，称翼点。此处骨质比较薄弱，其内面有脑膜中动脉的前支经过，翼点处骨折时，容易损伤该动脉，引起颅内血肿。

5. 胸骨角：胸骨体与胸骨柄相接处形成突向前方的横行隆起称胸骨角，它平对第 2 肋软骨，为计数肋的重要标志。

6. 间接连结：又称关节，其特点是两骨之间借膜性囊互相连结，其间有腔隙及滑液，有较大的活动性。

7. 椎间盘：是指连结相邻两个椎体之间的纤维软骨盘，由纤维环和髓核构成，有缓冲震荡的作用。

8. 钩椎关节：又称 "Luschka" 关节，由椎体上面两侧缘的椎体钩与上位椎体下面两侧缘的陷凹构成，在下 6 个颈椎体之间，共 5 对，此关节病变可引起椎间孔狭窄，压迫脊神经，导致颈椎病。

9. 肋弓和胸骨下角：肋弓是指第 8、第 9、第 10 肋借肋软骨依次连结上位肋软骨所形成的弓；两侧肋弓在前正中线相连，构成向下开放的夹角，称为胸骨下角。

10. 坐骨大孔和坐骨小孔：骶结节韧带、骶棘韧带与坐骨大切迹围成的孔，称为坐骨大孔；骶结节韧带、骶棘韧带与坐骨小切迹围成的孔，称为坐骨小孔；两孔均有神经、血管和肌通过。

11. 滑膜囊：为一密闭的结缔组织扁囊，内有少量滑液。多位于肌腱与骨面之间，可减少两者之间的摩擦。

12. 腱鞘：为套在长肌腱周围的鞘管，多位于手足摩擦较大部位，由外层的纤维层和内层的滑膜层构成，有约束肌腱和减少摩擦的作用。

13. 胸腰筋膜：在腰部，该筋膜显著增厚，包裹在竖脊肌和腰方肌周围，可分为

浅、中、深三层。浅层位于竖脊肌后面，中层分隔竖脊肌与腰方肌，深层位于腰方肌前面。浅、中两层在竖脊肌外侧缘愈合，构成竖脊肌鞘。在腰部剧烈运动中，该筋膜常被扭伤。

14. 腹直肌鞘：为包裹在腹直肌周围的鞘，分为前、后两层。前层由腹外斜肌腱膜与腹内斜肌腱膜的前层愈合而成，后层由腹内斜肌腱膜的后层与腹横肌腱膜愈合而成。

15. 弓状线：在脐下 4~5cm 以下，腹直肌鞘的后层全部转至腹直肌前面并与前层结合，后层的下缘呈凸向上的弓形，称弓状线。

16. 斜角肌间隙：是前、中斜角肌和第 1 肋骨之间形成的三角形裂隙，有臂丛和锁骨下动脉通过。

17. 腹股沟韧带：腹外斜肌腱膜的下缘卷曲增厚，连于髂前上棘与耻骨结节之间，形成腹股沟韧带。

18. 腹股沟管：位于腹股沟韧带内侧半的上方，长约 4.5cm，为男性精索或女性子宫圆韧带所通过的一条裂隙。

六、问答题

1. 椎骨包括颈椎、胸椎、腰椎、骶骨和尾骨。各部椎骨均具有各自的特征，根据各自特征在一堆椎骨中可以进行鉴别。如：颈椎都有横突孔；胸椎椎体侧面和横突尖端的前面，均有与肋骨相关节的肋凹；腰椎无横突孔，无肋凹，其椎体肥大，棘突为一长方形呈矢状位的骨板；骶骨由 5 块骶椎融合而成，较大，呈倒置三角形，有骶前、后孔；尾骨由 4~5 块尾椎融合而成，较小，呈倒置三角形。

2. 肱骨干在三角肌止点以上骨折时，骨折近段因受胸大肌、背阔肌的牵拉而内收和旋内；骨折远段因受三角肌、肱二头肌的作用而向上并稍外展。

肱骨干在三角肌止点以下骨折时，骨折近段因受三角肌、冈上肌和喙肱肌作用向外侧向前移位；骨折远段则因受肱二头肌、肱三头肌的作用而向上向内侧移位。

3. 桡骨上的关节面有桡骨头凹、桡骨头环状关节面、尺切迹和腕关节面，分别参与构成肱桡关节、桡尺近侧关节、桡尺远侧关节和桡腕关节。尺骨上的关节面有滑车切迹、桡切迹和尺骨头，分别参与构成肱尺关节、桡尺近侧关节和桡尺远侧关节。

4. 股骨干上 1/3 骨折时骨折近段因受髂腰肌、臀中肌、臀小肌和其他外旋肌的牵拉而前屈、外展和旋外，骨折远段因受内收肌群的作用而内收并向上移位。

股骨干中 1/3 骨折时，骨折近段的移位与上 1/3 骨折相同；骨折远段虽受内收肌的作用，但由于股骨后面有很多肌的止点，骨折的两断端不能完全分离，所以两段间发生成角畸形，凸向外侧。

股骨干下 1/3 骨折时，骨折近段因受内收肌的牵拉而向内收；骨折远段因受腓肠肌的作用，往往向后移位。

5. 颅底内面由前向后分为颅前窝、颅中窝和颅后窝。颅前窝有筛孔；颅中窝有视神经管、眶上裂、圆孔、卵圆孔和棘孔；颅后窝有枕骨大孔、颈静脉孔、内耳门和舌下神经管。

6. 鼻旁窦有 4 对：额窦、上颌窦、筛窦和蝶窦，分别位于同名的骨内，其中筛窦又可分前、中、后筛小房。额窦、上颌窦和筛窦的前、中筛小房开口于中鼻道，后筛小房开口于上鼻道，蝶窦开口于上鼻甲的后上方的蝶筛隐窝。

7. 脊柱由 7 块颈椎、12 块胸椎、5 块腰椎、1 块骶骨和 1 块尾骨，借椎间盘、韧带和关节连结而成。

从侧面观脊柱有四个生理弯曲，即颈曲、胸曲、腰曲和骶曲。其中，颈曲和腰曲向前凸，而胸曲和骶曲向后凸。

脊柱可做前屈和后伸、侧屈、旋转和环转运动，跳跃时，由于脊柱曲度的增减变化可产生弹拨运动。

8. 胸廓是由 12 块胸椎、12 对肋和 1 块胸骨借椎间盘、韧带和关节连结而成。

胸廓上口由第 1 胸椎、第 1 对肋及胸骨柄上缘围成。胸廓下口由第 12 胸椎、第 11 和第 12 对肋、肋弓和剑突共同围成。

9. 男性、女性骨盆存在着明显的性别差异，可以从骨盆的外形、骨盆上口、骨盆腔形态以及耻骨弓角度进行辨别。男性骨盆的特征是：骨盆窄而长，骨盆上口较小，近似尖向前的桃形，骨盆腔呈漏斗状，耻骨弓的角度为 70°~75°。女性骨盆的特征是：骨盆宽而短，骨盆上口较大，近似圆形，骨盆腔较大形似桶状，耻骨弓的角度为 90°~100°。

10. 肩关节与髋关节的比较如下：

	肩关节	髋关节
组成	关节盂、肱骨头	髋臼、股骨头
特点	头大盂浅，盂唇 容纳肱骨头 1/4~1/3 囊薄而松弛 囊内有肱二头肌长头腱通过 囊前方、上方和后方有肌、肌腱，上方还有喙肩韧带	头大臼深，髋臼唇 容纳股骨头 2/3 囊厚而紧张 囊内有股骨头韧带 囊前方、前下和后上部有髂股、耻股和坐股韧带
运动	屈、伸、内收、外展，旋内、旋外和环转，全身最灵活的关节	同肩关节，但不如肩关节活动范围大

11. 膝关节由股骨内、外侧髁，胫骨内、外侧髁和髌骨构成。

结构特点：①关节囊宽阔而松弛。②关节囊外两侧有胫侧副韧带和腓侧副韧带，前方有髌韧带加强，囊内有前交叉韧带和后交叉韧带。③关节内有内、外侧半月板。④关节囊的滑膜层向关节腔内突出形成翼状襞。⑤关节的周围有许多滑膜囊，有的与关节腔相通，如髌上囊。

膝关节可做屈、伸运动；在屈膝状态下，可做轻微的旋内、旋外运动。

伸膝关节的肌有：股四头肌。屈膝关节的肌有：半腱肌、半膜肌、股二头肌、缝匠肌、股薄肌和腓肠肌。使膝关节旋内的肌有：股薄肌、缝匠肌、半腱肌和半膜肌。使膝关节旋外的肌有：股二头肌。

12. 踝关节是由胫、腓骨下端的踝关节面和距骨滑车构成，距骨滑车呈前宽后窄状。踝关节背屈时，滑车前宽部被内、外踝夹紧，比较稳固。当跖屈时，滑车的后窄部进入关节窝内，可能产生轻微的侧方运动，此时距小腿关节的稳定性较差，易造成足扭伤，以足内翻扭伤而损伤外侧韧带多见。

13. 颞下颌关节由颞骨的下颌窝、关节结节与下颌骨的下颌头组成。该关节属联合关节，能做开口、闭口、前进、后退和侧方运动。当张口时，下颌头和关节盘一起滑到关节结节的下方。倘若张口过大、过猛，下颌头和关节盘有可能滑到关节结节的前方，如不能退回到关节窝，便形成颞下颌关节前脱位。

14. 腹肌的前外侧群有腹直肌、腹外斜肌、腹内斜肌和腹横肌。腹直肌肌纤维是由下向上走行；腹外斜肌肌纤维是自后上行向前下方；腹内斜肌肌纤维上方大部分自外下行向前上方，其下部肌纤维行向前下方；腹横肌肌纤维则由后外行向前内。

15. 斜方肌位于项部及背上部浅层；该肌起自枕外隆凸、项韧带和全部胸椎棘突，止于锁骨外侧1/3、肩峰和肩胛冈；上部肌束收缩可上提肩胛骨，下部肌束收缩使肩胛骨下降，全肌收缩使肩胛骨向脊柱靠拢。

胸大肌位于胸廓的前上部；该肌起于锁骨内侧半、胸骨和第1~6肋软骨，止于肱骨大结节嵴；作用：使肱骨内收和旋内；当上肢上举固定时，可上提躯干，并上提肋，协助吸气。

背阔肌位于背下部及胸部后外侧；该肌起自下6个胸椎及全部腰椎的棘突骶正中嵴和髂嵴后部，止于肱骨小结节嵴；作用：使肱骨内收、旋内和后伸；当上肢上举被固定时，可上提躯干。

16. 胸锁乳突肌位于颈部两侧。该肌起自胸骨柄前面和锁骨内侧端，止于乳突。作用：两侧同时收缩可使头后仰；单侧收缩，使头屈向同侧，面转向对侧。

三角肌位于肩部。该肌起于锁骨外侧段、肩峰和肩胛冈，止于肱骨三角肌粗隆。作用：主要使肩关节外展，其前部肌纤维可使肩关节前屈和旋内，后部肌纤维可使肩关节后伸和旋外。

肱二头肌位于臂的前面。该肌长头起自肩胛骨关节盂上方，短头起自肩胛骨喙突，止于桡骨粗隆。作用：主要屈肘关节。此外，长头可协助屈肩关节；在前臂旋前位时，有使前臂旋后的作用。

肱三头肌位于臂的后面。该肌长头起于肩胛骨关节盂下方，外侧头起自肱骨后面桡神经沟的外上方，内侧头起自桡神经沟的内下方，止于尺骨鹰嘴。作用：主要是伸肘关节，长头还可使臂后伸。

17. 前臂肌分前、后两群。前群肌有9块，其中浅层有6块，自桡侧向尺侧依次为肱桡肌、旋前圆肌、桡侧腕屈肌、掌长肌、指浅屈肌和尺侧腕屈肌；深层有3块，有拇长屈肌、指深屈肌和旋前方肌。后群肌有11块，其中浅层有6块，自桡侧向尺侧依次为桡侧腕长伸肌、桡侧腕短伸肌、指伸肌、小指伸肌、尺侧腕伸肌和肘肌；深层有5块，由近侧向远侧依次为旋后肌、拇长展肌、拇短伸肌、拇长伸肌和示指伸肌。

18. 臀大肌构成臀部丰隆的外形。该肌起于髂骨外面和骶、尾骨的后面，止于股骨的臀肌粗隆和髂胫束。作用：主要伸髋关节；尚可使髋关节旋外。

股四头肌位于大腿前面。股直肌起于髂前下棘，股内侧肌和股外侧肌起于股骨粗线，股中间肌起自股骨体前面，四个头向下形成一个腱，包绕髌骨的前面及两侧缘，向下延续为髌韧带，止于胫骨粗隆。作用：主要伸膝关节；股直肌可以屈髋关节。

小腿三头肌位于小腿后面。该肌由腓肠肌和比目鱼肌合成，腓肠肌外侧头起于股骨外上髁的后面，内侧头起于股骨内上髁的后面，比目鱼肌起自胫骨、腓骨上端后面，两肌向下形成跟腱，止于跟骨结节。作用：主要作用是屈膝关节和屈踝关节（足跖屈）。

19. 小腿肌可分为三群：前群、外侧群和后群。

前群有胫骨前肌、蹈长伸肌、趾长伸肌和第三腓骨肌；外侧群有腓骨长肌和腓骨短肌；后群浅层有小腿三头肌，深层有趾长屈肌、胫骨后肌和蹈长屈肌。

20. 主要的呼吸肌有：膈、肋间外肌、肋间内肌、胸大肌、胸小肌、前锯肌和腹肌前外侧群。膈收缩时，胸腔容积扩大，引起吸气，膈舒张时，引起呼气。肋间外肌收缩可提肋助吸气，肋间内肌收缩可降肋助呼气。当上肢上举固定时，胸大肌可上提肋，协助吸气。当肩胛骨固定时，胸小肌和前锯肌可上提肋，协助吸气。腹肌前外侧群收缩时，可以降肋助呼气，并可以增加腹压，使膈上升以协助呼气。

21. 屈肩关节的肌有：三角肌前部肌束、胸大肌、肱二头肌和喙肱肌。伸肩关节的肌有：三角肌后部肌束、背阔肌和大圆肌。外展肩关节的肌有：三角肌和冈上肌。内收肩关节的肌有：胸大肌、背阔肌、大圆肌及肱三头肌长头。使肩关节旋内的肌有：肩胛下肌、胸大肌、背阔肌及大圆肌。使肩关节旋外的肌有：冈下肌及小圆肌。

22. 屈髋关节的肌有：髂腰肌、股直肌、阔筋膜张肌、缝匠肌。伸髋关节的肌有：臀大肌、股二头肌、半腱肌和半膜肌。外展髋关节的肌有：臀中肌和臀小肌。内收髋关节的肌有：耻骨肌、长收肌、股薄肌、短收肌和大收肌。使髋关节旋内的肌有：臀中肌和臀小肌的前部肌束。使髋关节旋外的肌有：髂腰肌、臀大肌、臀中肌和臀小肌的后部肌束以及梨状肌。

23. 参与足跖屈的肌有：小腿三头肌、趾长屈肌、胫骨后肌、蹈长屈肌、腓骨长肌和腓骨短肌。参与足背屈的肌有：胫骨前肌、蹈长伸肌和趾长伸肌。参与足内翻的肌有：胫骨前肌、胫骨后肌、蹈长屈肌和趾长屈肌。参与足外翻的肌有：腓骨长肌和腓骨短肌。

第二章 消 化 系 统 ▷▷▷▷

一、A 型选择题

1. 上消化道是指（　　　）
   - A. 咽以上的消化管
   - B. 食管以上的消化管
   - C. 胃以上的消化管
   - D. 十二指肠以上的消化管
   - E. 小肠以上的消化管

2. 关于腭的描述，错误的是（　　　）
   - A. 腭是固有口腔的上壁
   - B. 腭的前 1/3 为硬腭，后 2/3 为软腭
   - C. 硬腭是以骨为基础，覆以黏膜而成
   - D. 软腭后缘中央有一向下突起的腭垂
   - E. 腭垂、左右腭舌弓和舌根共同围成咽峡

3. 牙式表示的是（　　　）
   - A. 乳牙
   - B. 恒牙
   - C. 乳牙和恒牙
   - D. 牙的位置
   - E. 乳牙或恒牙以及牙的位置

4. 不能感受味觉的是（　　　）
   - A. 丝状乳头
   - B. 菌状乳头
   - C. 轮廓乳头
   - D. 叶状乳头
   - E. 味蕾

5. 下颌下腺开口于（　　　）
   - A. 舌下襞
   - B. 舌下阜
   - C. 轮廓乳头
   - D. 舌系带
   - E. 颊黏膜

6. 腮腺（　　　）
   - A. 开口于口腔前庭
   - B. 开口于上颌第 2 磨牙
   - C. 开口于舌下阜和舌下襞
   - D. 有数条腮腺导管
   - E. 是最大的消化腺

7. 咽（　　　）

    A. 上方平对软腭   B. 下方平对第 4 颈椎下缘

    C. 可分为鼻、咽、喉三部分   D. 前方有三条交通通道

    E. 全长有三处狭窄

8. 咽鼓管咽口位于（　　　）

    A. 鼻咽部的后壁   B. 鼻咽部的侧壁

    C. 口咽部的后壁   D. 口咽部的侧壁

    E. 咽隐窝内

9. 食管（　　　）

    A. 可分为颈部和胸部   B. 在颈部位于喉的后方

    C. 胸部全长在气管后方   D. 上端平第 6 颈椎体的上缘

    E. 下端与胃的贲门相接

10. 食管的第一个狭窄位于（　　　）

    A. 与咽相接处   B. 距咽约 15cm 处

    C. 与左主支气管交叉处   D. 约平第 6 颈椎体的上缘

    E. 约平对胸骨角处

11. 食管的第二个狭窄位于（　　　）

    A. 与咽相接处   B. 距中切牙约 25cm 处

    C. 距中切牙约 40cm 处   D. 与胃相接处

    E. 与支气管交叉处

12. 胃（　　　）

    A. 大部分位于腹上区   B. 下部为胃底部

    C. 幽门位于第 2 腰椎右侧   D. 小弯下端有角切迹

    E. 入口和出口均有括约肌

13. 十二指肠（　　　）

    A. 球部属于上部的一部分

    B. 降部前内侧壁有十二指肠大乳头

    C. 下部自右向左横越第 2 腰椎

    D. 属于腹膜外位器官

    E. 以上均正确

14. 十二指肠大乳头位于（　　　）

    A. 十二指肠上部   B. 十二指肠降部

    C. 十二指肠水平部   D. 十二指肠升部

    E. 十二指肠纵襞的上方

15. 与回肠相比较，空肠具有的特点是（　　　）

    A. 管腔细   B. 肠壁薄

    C. 血管少   D. 黏膜皱襞密而高

　　　E. 集合淋巴滤泡较多

16. 有结肠带的肠管是（　　　）

　　　A. 回肠　　　　　　　　　　　　　B. 盲肠

　　　C. 阑尾　　　　　　　　　　　　　D. 直肠

　　　E. 肛管

17. 横结肠（　　　）

　　　A. 位于左上腹部　　　　　　　　　B. 属于腹膜间位器官

　　　C. 与小网膜相连　　　　　　　　　D. 无肠脂垂

　　　E. 有系膜

18. 阑尾（　　　）

　　　A. 根部在 3 条结肠带的汇合处　　　B. 连于回肠的末端

　　　C. 由肠系膜下动脉供血　　　　　　D. 属腹膜间位器官

　　　E. 阑尾尖端的体表投影点为"麦氏点"

19. 直肠（　　　）

　　　A. 上端接降结肠　　　　　　　　　B. 向下通过肛门续于肛管

　　　C. 内有直肠纵襞　　　　　　　　　D. 有骶曲和尾曲

　　　E. 在男性，通过直拨指诊可触及前列腺

20. 直肠横襞（　　　）

　　　A. 是会阴曲和骶曲的分界线

　　　B. 是由环行肌和黏膜形成的半月状皱襞

　　　C. 主要构成齿状线

　　　D. 位于直肠的右前壁

　　　E. 内有括约肌

21. 肛管内没有的结构是（　　　）

　　　A. 肛梳　　　　　　　　　　　　　B. 肛柱

　　　C. 齿状线　　　　　　　　　　　　D. 肛门外括约肌

　　　E. 白线

22. 肝（　　　）

　　　A. 以肝圆韧带为界分为肝左、右叶

　　　B. 下面左、右纵沟之间的横沟为肝门

　　　C. 是腹膜内位器官

　　　D. 上界在右锁骨中线平第 4 肋

　　　E. 下界在肋弓下和剑突下不能被触及

23. 不经肝门出入的结构是（　　　）

　　　A. 肝左、右管　　　　　　　　　　B. 肝门静脉

　　　C. 肝静脉　　　　　　　　　　　　D. 肝固有动脉

　　　E. 肝的神经和淋巴管

24. 胆囊（　　）

   A. 是分泌、贮存和浓缩胆汁的器官

   B. 位于肝左叶下面的胆囊窝内

   C. 动脉直接来自肝总动脉

   D. 静脉回流入肝静脉

   E. 底部投影在右侧腹直肌外侧缘与右肋弓相交处

25. 胆总管（　　）

   A. 由胆囊管与肝总管在胰头内合成

   B. 由肝左、右管汇合而成

   C. 行于肝十二指肠韧带内

   D. 位于肝门静脉的后上方

   E. 开口于十二指肠空肠曲

26. 胰（　　）

   A. 尾端与脾相邻

   B. 被十二指肠包绕

   C. 只有外分泌功能

   D. 有排出胰液和胰岛素的胰管

   E. 分为胰头、胰体、胰尾和胰管四部

27. 腹膜腔（　　）

   A. 是一个与体外不通的浆膜间隙

   B. 分为脏层和壁层

   C. 由脏、壁两层腹膜互相移行而成

   D. 内有大部分器官

   E. 是区分内位器官和外位器官的界线

28. 小网膜（　　）

   A. 位于肝门与胃小弯之间

   B. 由四层腹膜形成

   C. 即肝胃韧带

   D. 内有胃左动脉和胃右动脉

   E. 与大网膜相连续

29. 大网膜（　　）

   A. 是双层腹膜结构

   B. 连于胃大弯与横结肠之间

   C. 有脾动脉通过

   D. 包裹腹腔器官

   E. 右上缘有一网膜孔

30. 有系膜相连的器官是（　　）
    A. 十二指肠　　　　　　　　　B. 升结肠
    C. 横结肠　　　　　　　　　　D. 降结肠
    E. 直肠

31. 属于腹膜间位器官的是（　　）
    A. 胰　　　　　　　　　　　　B. 盲肠
    C. 升结肠　　　　　　　　　　D. 横结肠
    E. 直肠

32. 属于腹膜外位器官的是（　　）
    A. 脾　　　　　　　　　　　　B. 直肠
    C. 输尿管　　　　　　　　　　D. 胆囊
    E. 子宫

二、B 型选择题

　　A. 黏膜　　B. 黏膜下层　　C. 肌层　　D. 内膜　　E. 外膜

1. 形成皱襞的结构主要是（　　）
2. 毛细血管、毛细淋巴管主要位于（　　）
3. 位于肌层外面的结缔组织是（　　）
4. 位于消化管最内层的是（　　）

　　A. 腭垂　　B. 咽峡　　C. 腭舌弓　　D. 腭咽弓　　E. 舌根

5. 软腭中央向下的突起是（　　）
6. 构成咽峡下界的是（　　）
7. 口腔与咽腔的分界线是（　　）
8. 位于腭扁桃体后方的弓形黏膜皱襞是（　　）

　　A. 牙冠　　B. 牙颈　　C. 牙根　　D. 牙髓　　E. 牙质

9. 外露于口腔内的部分为（　　）
10. 被牙龈包绕的是（　　）
11. 嵌入牙槽内的是（　　）
12. 被牙周膜包绕的是（　　）
13. 牙腔的内容物称为（　　）

　　A. 鼻腔　　B. 鼻咽　　C. 口咽　　D. 喉咽　　E. 外耳道

14. 与中耳鼓室相通的是（　　）
15. 与食管相续的是（　　）
16. 梨状隐窝位于（　　）
17. 腭扁桃体位于（　　）
18. 咽隐窝位于（　　）

A. 梨状孔　　B. 咽峡　　C. 咽鼓管　　D. 喉口　　E. 鼻后孔

19. 咽与中耳的通道是（　　）

20. 咽与鼻腔的通道是（　　）

21. 咽与口腔的通道是（　　）

22. 咽与喉腔的通道是（　　）

A. 升结肠　　B. 横结肠　　C. 降结肠　　D. 盲肠　　E. 直肠

23. 依靠腹膜结构与胃相连的器官是（　　）

24. 没有肠脂垂的器官是（　　）

25. 有系膜相连的器官是（　　）

A. 十二指肠上部　　B. 十二指肠降部　　C. 十二指肠悬韧带

D. 十二指肠升部　　E. 十二指肠水平部

26. 平对第 3 腰椎的部位是（　　）

27. 空肠起始端的确认标志是（　　）

28. 胆总管和胰管开口于（　　）

29. 十二指肠悬韧带附于（　　）

30. 十二指肠球部位于（　　）

31. 从脊柱前方越过的是（　　）

A. 回肠　　B. 盲肠　　C. 阑尾　　D. 直肠　　E. 肛管

32. 齿状线位于（　　）

33. 有结肠带的是（　　）

34. 骶曲位于（　　）

35. 肠系膜连接（　　）

A. 十二指肠　　B. 空肠　　C. 回肠　　D. 横结肠　　E. 降结肠

36. 与大网膜相连的肠管是（　　）

37. 胰液排入（　　）

38. 与盲肠相连的器官是（　　）

39. 属腹膜间位器官的是（　　）

A. 肛梳　　B. 肛柱　　C. 齿状线　　D. 直肠横襞　　E. 白线

40. 肛管内皮肤与黏膜的分界线是（　　）

41. 肛管上段纵行的黏膜皱襞称（　　）

42. 痔环又可被称为（　　）

43. 恰位于肛门内、外括约肌交界处的线称为（　　）

A. 肝静脉　　B. 肝门静脉　　C. 肝左、右管　　D. 肝的淋巴管

E. 胆囊管

45. 参与形成胆总管的是 （　　）

46. 参与形成肝总管的是 （　　）

47. 直接通入下腔静脉的是 （　　）

48. 进入肝的结构是 （　　）

    A. 腹膜内位器官　　　B. 腹膜间位器官　　　C. 腹膜外位器官

    D. 腹膜形成的结构　　　E. 与腹膜无关的器官

49. 肝是 （　　）

50. 乙状结肠是 （　　）

51. 肾是 （　　）

52. 肝胃韧带是 （　　）

三、X 型选择题

1. 消化腺包括 （　　）

    A. 舌下腺　　　　　　　　　　B. 肾上腺

    C. 胰　　　　　　　　　　　　D. 肝

    E. 脾

2. 在口腔内，可观察到的结构有 （　　）

    A. 软腭　　　　　　　　　　　B. 腭垂

    C. 腭舌弓　　　　　　　　　　D. 咽

    E. 腭扁桃体

3. 牙 （　　）

    A. 外形上分为牙冠、牙颈和牙根　　　B. 牙内的空腔为牙髓

    C. 最表面有一层牙釉质　　　　　　　D. 牙的主体由牙质构成

    E. 牙釉质是人体内最硬的组织

4. 舌乳头 （　　）

    A. 分布于舌的上面　　　　　　　B. 不感受味觉的是丝状乳头

    C. 菌状乳头有感受味觉的功能　　D. 丝状乳头的数量最多

    E. 轮廓乳头排列在舌的边缘

5. 唾液腺包括 （　　）

    A. 腮腺　　　　　　　　　　　B. 胰

    C. 下颌下腺　　　　　　　　　D. 肝

    E. 舌下腺

6. 咽 （　　）

    A. 位于颈椎的前方

    B. 是消化道和呼吸道共同的器官

    C. 分鼻咽、口咽和喉咽三部分

    D. 喉咽部向下接气管

E. 可与中耳相通

7. 咽腔内的结构包括（　　）

    A. 咽隐窝   B. 梨状隐窝

    C. 腭咽弓   D. 腭舌弓

    E. 腭扁桃体

8. 咽（　　）

    A. 向前与鼻腔相通   B. 经咽峡与口腔相通

    C. 经会厌与喉腔相通   D. 向下续为食管

    E. 经咽隐窝与中耳鼓室相通

9. 参与构成咽峡的结构有（　　）

    A. 腭垂   B. 舌根

    C. 腭扁桃体   D. 腭舌弓

    E. 腭咽弓

10. 食管（　　）

    A. 分为颈、胸、腹三部

    B. 胸部行于纵隔内

    C. 共有 3 个生理狭窄

    D. 在平第 6 颈椎体下缘处与咽相连

    E. 下端接贲门

11. 食管（　　）

    A. 第一狭窄平对甲状软骨下缘

    B. 第一狭窄平对第 6 颈椎体下缘

    C. 第二狭窄在与左主支气管相交叉处

    D. 第三狭窄在穿膈的食管裂孔处

    E. 第二、三狭窄间距约 15cm

12. 胃（　　）

    A. 大部分位于左季肋区   B. 是消化管中的膨大部分

    C. 大弯处附有大网膜   D. 小弯处有角切迹

    E. 入口和出口处均有括约肌

13. 与胃毗邻的结构有（　　）

    A. 肝   B. 脾

    C. 胰   D. 膈

    E. 腹前壁

14. 小肠（　　）

    A. 包括十二指肠   B. 全长有系膜连于腹后壁

    C. 上端起于幽门，下端接盲肠   D. 是消化管中最长的一段

    E. 外观上均无肠脂垂

15. 十二指肠 （　　）

　　A. 分为球部、降部、水平部和升部

　　B. 降部有胆总管和胰管的共同开口

　　C. 升部有胰管的开口

　　D. 水平部平对第 3 腰椎

　　E. 黏膜有许多纵襞

16. 与空肠相比，回肠的特点是 （　　）

　　A. 管壁较厚　　　　　　　　　　B. 血管较少

　　C. 黏膜皱襞较密　　　　　　　　D. 有集合淋巴滤泡

　　E. 消化吸收能力较弱

17. 回肠 （　　）

　　A. 上接十二指肠　　　　　　　　B. 有集合淋巴滤泡

　　C. 位于右下腹部　　　　　　　　D. 比空肠壁薄

　　E. 比空肠细

18. 盲肠 （　　）

　　A. 是结肠的起始部　　　　　　　B. 为腹膜外位器官

　　C. 由肠系膜上动脉供血　　　　　D. 静脉血经肝门静脉回流

　　E. 有阑尾的开口

19. 有肠脂垂的肠管是 （　　）

　　A. 空肠　　　　　　　　　　　　B. 盲肠

　　C. 结肠　　　　　　　　　　　　D. 直肠

　　E. 十二指肠

20. 与男性直肠前面相毗邻的有 （　　）

　　A. 膀胱　　　　　　　　　　　　B. 精囊

　　C. 前列腺　　　　　　　　　　　D. 输尿管

　　E. 输精管

21. 属于肛管内结构的是 （　　）

　　A. 肛柱　　　　　　　　　　　　B. 肛瓣

　　C. 肛门外括约肌　　　　　　　　D. 齿状线

　　E. 直肠横襞

22. 肝 （　　）

　　A. 为人体最大的消化腺　　　　　B. 能分泌胆汁

　　C. 有一部分位于左季肋区　　　　D. 有一部分与腹前壁相贴

　　E. 有一部分未被腹膜覆盖

23. 进出肝门的结构有 （　　）

　　A. 肝总动脉　　　　　　　　　　B. 肝门静脉

　　C. 肝静脉　　　　　　　　　　　D. 肝左、右管

E. 神经

24. 胆囊（　　）

A. 位于肝右叶的下面
B. 动脉来自肝固有动脉的右支
C. 可分泌、贮存和浓缩胆汁
D. 分为底、体、颈、管四部
E. 胆囊管和胰管合成肝胰壶腹

25. 肝外胆道包括（　　）

A. 肝左、右管
B. 胆囊和胆囊管
C. 肝总管
D. 胆总管
E. 胰管

26. 胆总管走行于（　　）

A. 肝十二指肠韧带内
B. 大网膜内
C. 肝门静脉的右前方
D. 肝固有动脉的右侧
E. 肝胰壶腹内

27. 胰（　　）

A. 位于胃的后方
B. 为腹膜间位器官
C. 被十二指肠环绕
D. 胰尾与脾毗邻
E. 有重要的内分泌功能

28. 属于腹膜内位器官的有（　　）

A. 十二指肠上部
B. 空肠和回肠
C. 脾
D. 横结肠
E. 乙状结肠

29. 属于腹膜间位器官的有（　　）

A. 十二指肠水平部
B. 肝
C. 胆
D. 升结肠
E. 横结肠

30. 属于腹膜外位器官的有（　　）

A. 十二指肠降部
B. 肾
C. 输尿管
D. 输卵管
E. 胰

31. 腹膜腔（　　）

A. 由脏、壁两层腹膜相互移行围成
B. 内有少量浆液
C. 内有消化器官
D. 女性借网膜孔间接通于体外
E. 男性为密闭的腔

32. 组成小网膜的韧带是（　　）

A. 肝胃韧带
B. 胃结肠韧带
C. 镰状韧带
D. 脾胃韧带
E. 肝十二指肠韧带

33. 主要由腹膜形成的韧带是 （　　　）

    A. 肝镰状韧带　　　　　　　　　B. 肝圆韧带

    C. 大网膜　　　　　　　　　　　D. 子宫阔韧带

    E. 小网膜

34. 有系膜的肠管是 （　　　）

    A. 空肠和回肠　　　　　　　　　B. 盲肠

    C. 阑尾　　　　　　　　　　　　D. 横结肠

    E. 乙状结肠

35. 在解剖学上可以被分成三个部分的消化管有 （　　　）

    A. 咽　　　　　　　　　　　　　B. 食管

    C. 胃　　　　　　　　　　　　　D. 小肠

    E. 大肠

四、填空题

1. 腹部分区的上水平线是通过_____的连线，下水下线是通过_____的连线，两条垂直线是通过_____向上所作的垂直线。

2. 消化系统包括_____和_____两大部分。

3. 口腔分为两部分，即牙弓以外的_____和牙弓以内的_____。

4. 腭的前2/3为_____，后1/3为_____。

5. 牙在外形上可分为_____、_____和_____三部分。

6. 牙周组织包括_____、_____和_____三部分。

7. 牙的构造主要由_____构成，覆盖牙冠表面的称为_____，包于牙颈和牙根表面的骨质称为_____。

8. 乳牙共有_____颗，恒牙共有_____颗。

9. 舌的乳头有_____、_____、_____和_____，其中不感受味觉功能的舌乳头是_____。

10. 一侧颏舌肌收缩舌尖伸向_____侧，两侧同时收缩使舌_____。

11. 三对唾液腺分别是_____、_____、_____。

12. 腮腺管自腮腺的_____缘发出，横过_____肌的表面，最后开口于平对_____的颊黏膜上。

13. 下颌下腺和舌下腺共同开口于_____。

14. 咽是_____和_____的共同通道。

15. 咽腔以_____和_____分为_____、_____和_____三部分。

16. 咽腔的_____部，向前经_____与鼻腔相通；咽腔的_____部，向前经_____与口腔相通；咽腔的_____部，向前经_____与喉腔相通。

17. 食管上端约在第_____颈椎体下缘处与_____相续，下端连接胃的

_____门，依其行程可分为_____、_____、_____三部。

18. 食管第一个生理狭窄处位于_____，距中切牙约_____cm；第二个生理狭窄处位于_____，距中切牙约_____cm；第三个生理狭窄处位于_____，距中切牙约_____cm。

19. 胃可分为_____、_____、_____和_____四部分。

20. 胃的幽门部又分为左侧的_____和右侧的_____。

21. 胃在中等充盈时，大部分位于_____，小部分位于_____。

22. 小肠分为_____、_____和_____三部分。

23. 十二指肠分为_____、_____、_____和_____四部分。

24. 十二指肠大乳头位于十二指肠_____部，是_____和_____的共同开口部位，此距中切牙约_____cm。

25. 大肠分为_____、_____、_____、_____和_____五部分。

26. 结肠分为_____、_____、_____和_____四部分。

27. 盲肠和结肠在结构上有_____、_____和_____三个特征。

28. 直肠在矢状面上有两个弯曲，上部的凸向后，叫_____曲；下部凸向前，叫_____曲。

29. 入肝门的血管有_____和_____。

30. 胆囊底的体表投影在_____与_____相交处。

31. 胆总管由_____和_____合成，在_____韧带内下行，最后与_____汇合，共同开口于十二指肠大乳头。

32. 小网膜可分为两部分：左侧部分称为_____，右侧部分称为_____。

33. 肝十二指肠韧带内含有三个重要结构：即位于右前方的_____，左前方的_____和两者之间后方的_____。

34. 将肠管悬吊于腹后壁的系膜主要有阑尾系膜、_____、_____和_____。

35. 男性腹膜腔最低处是_____；女性腹膜腔最低处是_____。

五、名词解释

1. 舌乳头

2. 咽峡

3. 幽门瓣

4. 角切迹

5. 十二指肠大乳头

6. 十二指肠悬韧带

7. 回盲瓣

8. 齿状线

9. 肝门

10. 肝胰壶腹

11. 腹膜腔

12. 腹膜内位器官

13. 小网膜

14. 大网膜

15. 网膜囊

16. 肝十二指肠韧带

17. 直肠子宫陷凹

六、问答题

1. 简述消化管的组成和上消化道的概念。

2. 消化腺包括哪些器官和组织？

3. 简述大唾液腺的位置和开口。

4. 试述咽的位置、分部及其交通。

5. 食管的生理性狭窄部位及其距中切牙的距离？

6. 胃的形态、分部、位置和毗邻关系如何？

7. 试述十二指肠的形态、位置和分部。

8. 简述大肠的分部及外观形态特征。

9. 阑尾根部的体表投影如何确定？

10. 一男孩不慎吞下一小玻璃球，第二天早上随大便排出，请说出玻璃球在小孩体内的运行途径。

11. 简述肝的位置和体表投影。

12. 胆囊的位置、分部和胆囊底的体表投影如何？

13. 肝外胆道的组成、胆汁的产生及排入十二指肠的途径？

14. 何谓系膜？主要有哪些系膜？

15. 幽门、肝胰壶腹、回盲口和肛管周围各有何制约结构？

参 考 答 案

一、A 型选择题

1. D   2. B   3. E   4. A   5. B   6. A   7. D   8. B   9. E   10. A

11. B   12. D   13. A   14. B   15. D   16. B   17. E   18. B   19. E   20. B

21. D   22. B   23. C   24. E   25. C   26. A   27. C   28. D   29. B   30. C

31. C   32. C

二、B 型选择题

1. B   2. B   3. E   4. A   5. A   6. E   7. B   8. D   9. A   10. B

11. C   12. C   13. D   14. B   15. D   16. D   17. C   18. A   19. C   20. E

21. B   22. D   23. B   24. E   25. B   26. E   27. C   28. B   29. D   30. A

31. E   32. E   33. B   34. D   35. A   36. D   37. A   38. C   39. E   40. C

41. B   42. A   43. E   44. E   45. E   46. C   47. A   48. B   49. B   50. A

51. C   52. D

三、X 型选择题

1. ACD   2. ABCDE   3. ADE   4. ABCD   5. ACE

6. ABCE   7. ABCE   8. ABD   9. ABD   10. ABCDE

11. BCDE   12. ABCD   13. ABCDE   14. ACDE   15. BD

16. BDE   17. BCDE   18. ACDE   19. BC   20. ABC

21. ABD   22. ABCDE   23. BDE   24. ABD   25. ABCD

26. ACD   27. ADE   28. ABCDE   29. BCD   30. ABCE

31. ABE   32. AE   33. ACDE   34. ACDE   35. ABD

四、填空题

1. 左、右肋弓最低点（或第 10 肋最低点）　　左、右髂结节之间　　左、右腹股沟韧带中点

2. 消化管　消化腺

3. 口腔前庭　固有口腔

4. 硬腭　软腭

5. 牙冠　牙颈　牙根

6. 牙槽骨　牙龈　牙周膜

7. 牙质　牙釉质　牙骨质

8. 20　28～32

9. 丝状乳头　菌状乳头　轮廓乳头　叶状乳头　丝状乳头

10. 对　前伸（或伸出口腔）

11. 腮腺　下颌下腺　舌下腺

12. 前　咬　上颌第 2 磨牙

13. 舌下阜

14. 消化　呼吸

15. 软腭后缘　会厌上缘　鼻咽　口咽　喉咽

16. 鼻　鼻后孔　口　咽峡　喉　喉口

17. 6　咽　贲　颈部　胸部　腹部

18. 咽与食管相续处　15　食管与左主支气管交叉处　25　食管穿过膈的食管裂孔处　40

19. 贲门部　胃底　胃体　幽门部

20. 幽门窦　幽门管

21. 左季肋区　腹上区

22. 十二指肠　空肠　回肠

23. 上部　降部　水平部　升部

24. 降　胆总管　胰管　75

25. 盲肠　阑尾　结肠　直肠　肛管

26. 升结肠　横结肠　降结肠　乙状结肠

27. 结肠带　结肠袋　肠脂垂

28. 骶　会阴

29. 肝固有动脉　肝门静脉

30. 右侧腹直肌外侧缘　右肋弓

31. 肝总管　胆囊管　肝十二指肠　胰管

32. 肝胃韧带　肝十二指肠韧带

33. 胆总管　肝固有动脉　肝门静脉

34. 肠系膜　横结肠系膜　乙状结肠系膜

35. 直肠膀胱陷凹　直肠子宫陷凹

五、名词解释

1. 舌乳头：舌上面和边缘的黏膜上有许多小突起，称为舌乳头，可分为丝状乳头、菌状乳头、轮廓乳头和叶状乳头。丝状乳头感受一般感觉，其它乳头均可感受味觉。

2. 咽峡：由腭垂、两侧的腭舌弓和舌根共同围成，是口腔与咽腔的分界线。

3. 幽门瓣：幽门括约肌及其内面的黏膜向内突出形成的环状皱襞，称幽门瓣，可调节胃内容物进入十二指肠的量和速度。

4. 角切迹：胃小弯的最低点弯曲成角状，称角切迹，是胃体与幽门部在胃小弯的分界处。

5. 十二指肠大乳头：在十二指肠降部中份肠腔后内侧壁上有一纵行黏膜皱襞，称十二指肠纵襞，其下端的乳头状隆起即十二指肠大乳头，是胆总管与胰管的共同开口。

6. 十二指肠悬韧带：位于腹后壁，由少量平滑肌和结缔组织共同组成，将十二指肠空肠曲固定于腹后壁，是临床手术时确认空肠始端的重要标志。

7. 回盲瓣：回盲口的上、下缘各有一半月形黏膜皱襞，称回盲瓣，可防止大肠内容物逆流入小肠。

8. 齿状线：肛瓣和肛柱的下端共同连成一锯齿状的环形线，称为齿状线，是皮肤和黏膜的分界线。

9. 肝门：肝的脏面，有一连接左、右纵沟的横沟，称为肝门，有肝左右管、肝固有动脉、肝门静脉以及神经和淋巴管由此出入。

10. 肝胰壶腹：在胰头和十二指肠降部之间，由胆总管末端与胰管汇合所形成的略膨大的总管，称为肝胰壶腹，开口于十二指肠大乳头。

11. 腹膜腔：脏腹膜和壁腹膜相互移行，共同围成的腔隙称为腹膜腔。男性腹膜腔是一个完全封闭的囊；而女性腹膜腔则借输卵管、子宫和阴道与外界相通。

12. 腹膜内位器官：凡脏器表面几乎完全被腹膜包裹者，称为腹膜内位器官。这些器官的活动性较大。如胃、十二指肠上部、空肠、回肠、盲肠、阑尾、横结肠、乙状结肠、脾、卵巢及输卵管等。

13. 小网膜：是由肝门移行至胃小弯和十二指肠上部之间的双层腹膜结构，分为肝胃韧带和肝十二指肠韧带。

14. 大网膜：是位于胃大弯和横结肠之间的四层腹膜结构，形如围裙，悬垂于结肠和小肠前面，具有重要的防御功能。

15. 网膜囊：是位于小网膜和胃后壁与腹后壁之间扁窄的间隙，是腹膜腔的一部分，又称小腹膜腔，其右侧借网膜孔与腹膜腔的其余部分相通。

16. 肝十二指肠韧带：是由肝门移行至十二指肠上部之间的双层腹膜结构，是小网膜的右侧部分，内有胆总管、肝固有动脉和肝门静脉经过。

17. 直肠子宫陷凹：是腹膜在直肠与子宫之间移行形成的深窝，是女性腹膜腔的最低处，与阴道穹后部相邻，腹膜腔积液易积聚于此处。

六、问答题

1. 消化管是指从口腔至肛门的管道。包括口腔、咽、食管、胃、小肠和大肠。临床上常把从口腔至十二指肠的一段称为上消化道。

2. 消化腺是分泌消化液的腺体，包括大消化腺和小消化腺两种。大消化腺是肉眼可见，独立存在的器官，如：大唾液腺、肝、胰等。小消化腺是散在于消化管壁上的小腺体，如：唇腺、颊腺、食管腺、胃腺和肠腺等。

3. 大唾液腺有三对：腮腺、下颌下腺、舌下腺。腮腺位于耳郭前下方，腮腺管开口于平对上颌第 2 磨牙的颊黏膜上；下颌下腺位于下颌骨体的内面，其腺管开口于舌下阜；舌下腺位于舌下襞深面，其腺管开口于舌下阜和舌下襞。

4. 咽是前后略扁的漏斗形肌性管道，位于上 6 个颈椎体的前方；上邻颅底，前方开口于鼻腔、口腔和喉腔，两侧有颈部大血管和神经。咽以软腭后缘和会厌上缘为界，自上而下分为鼻咽、口咽和喉咽三部分。鼻咽借鼻后孔与鼻腔相通，借咽鼓管咽口和咽鼓管与鼓室相通；口咽借咽峡与口腔相通；喉咽借喉口通喉腔，向下续为食管。

5. 食管全长有三个生理性狭窄：第一个狭窄位于咽与食管相接处，平对第 6 颈椎体下缘，距中切牙 15cm；第二个狭窄位于食管与左主支气管交叉处，约平第 4、第 5 胸椎之间，距中切牙 25 cm；第三个狭窄位于食管穿过膈的食管裂孔处，约平第 10 胸椎平面，距中切牙 40cm。

6. 胃是消化管最膨大的部分，有上、下两口，前、后两壁，大、小两弯。上口为贲门，与食管相接；下口为幽门，与十二指肠相续。胃的右上缘称胃小弯，该弯的最低点称角切迹；胃的左下缘称为胃大弯。

胃可分为四部分：贲门部、胃底、胃体和幽门部。幽门部又分为紧接幽门的幽门管和幽门管与角切迹之间幽门窦。

胃在中度充盈时，大部位于左季肋区，小部位于腹上区。

胃前壁左侧被膈和左肋弓所掩盖；右侧被肝左叶遮盖；在剑突下直接与腹前壁相贴；胃后壁与左肾、左肾上腺及胰相邻；胃底与膈和脾相贴。

7. 十二指肠上起于幽门，下续空肠，呈 "C" 字形环抱胰头，可分上部、降部、水平部和升部。

上部约在第 1 腰椎右侧，起于幽门，其与幽门相连的一段肠管，管壁较薄，黏膜面光滑，称为十二指肠球，是溃疡好发部位。降部沿第 1～3 腰椎的右侧和右肾前内侧缘下降。在其后内侧壁上有一十二指肠纵襞，此襞下端有十二指肠大乳头，是胆总管和胰管的共同开口。水平部在第 3 腰椎平面，向左跨过下腔静脉，至腹主动脉前面，移行于升部。升部斜向左上，至第 2 腰椎左侧，形成十二指肠空肠曲。此曲由十二指肠悬韧带将其固定于腹后壁，临床上称为 Treitz 韧带，是确认空肠起端的重要标志。

8. 大肠可分为盲肠、阑尾、结肠、直肠和肛管五部分。与小肠相比，大肠的管径较粗，肠壁较薄，特别是盲肠和结肠还具有三种特征性结构：有三条纵行的结肠带，有许多结肠袋，在结肠带附近附着有许多肠脂垂。

9. 阑尾根部的体表投影点在脐与右髂前上棘连线的中、外 1/3 交界处，患阑尾炎时，此点有压痛。

10. 玻璃球→口裂→口腔→咽峡→口咽→喉咽→食管→胃→十二指肠→空肠→回肠→盲肠→升结肠→横结肠→降结肠→乙状结肠→直肠→肛管→体外。

11. 肝大部分位于右季肋区和腹上区，小部分可达左季肋区。肝的体表投影是：肝上界与膈穹隆一致；在右腋中线起自第7肋，右锁骨中线平第5肋，前正中线平胸剑结合处，左锁骨中线平第5肋间隙。肝下界与肝的下缘一致；在右腋中线起自第10肋，向左与右肋弓一致，至第8、第9肋软骨结合处离开肋弓，经剑突下3~5cm处斜向左上，连于上界左端。

12. 胆囊位于肝右叶下面的胆囊窝内。胆囊可分为底、体、颈、管四部分。胆囊底的体表投影相当于右侧腹直肌外侧缘与右肋弓交角处。

13. 肝外胆道包括胆囊和输胆管道（肝左、右管，肝总管，胆囊管和胆总管）。肝产生胆汁，经肝左管和肝右管出肝门，二者合成肝总管，肝总管末端与胆囊管合成胆总管。在此，胆汁可经胆囊管进入胆囊贮存、浓缩，需要时再由胆囊排出，经胆囊管入胆总管。胆总管在十二指肠降部的后内侧壁与胰管汇合成肝胰壶腹，开口于十二指肠大乳头。

14. 系膜通常是指将肠管连于腹后壁的双层腹膜结构。两层中间夹有分布到该器官的血管、神经、淋巴管和脂肪组织等。常见的系膜有肠系膜、阑尾系膜、横结肠系膜和乙状结肠系膜。

15. 在幽门处的环行平滑肌特别增厚，形成幽门括约肌，括约肌与其内面的黏膜向内形成环状皱襞，称为幽门瓣。二者可控制胃内容物的排放和防止十二指肠内容物逆流入胃。

胆总管末端与胰管汇合处形成肝胰壶腹，其周围有环形平滑肌称为肝胰壶腹括约肌（Oddi括约肌），可控制胆汁和胰液的排放和防止十二指肠内容物逆流入胆总管和胰管内。

回肠末端与盲肠相接处有一回盲口，口的上、下缘各有一半月形黏膜皱襞，称回盲瓣，此瓣可防止大肠内容物逆流入小肠。

肛管的环形平滑肌增厚，形成肛门内括约肌，其周围还有由骨骼肌形成的肛门外括约肌。肛门外括约肌可随意括约肛门，控制排便。

第三章　呼吸系统 ▷▷▷

一、A 型选择题

1. 上呼吸道包括 （　　）
    A. 口腔、咽、喉
    B. 口腔、咽、喉、气管
    C. 鼻、咽、喉
    D. 鼻腔、咽峡、喉
    E. 鼻、咽、喉、气管

2. 鼻腔 （　　）
    A. 以鼻阈分为左、右两部
    B. 位于颅中窝下方
    C. 鼻前庭有嗅觉功能
    D. 分为固有鼻腔和鼻窦两部分
    E. 以鼻后孔与咽相通

3. 鼻 （　　）
    A. 既是呼吸道，又是嗅觉器官
    B. 外鼻全部以鼻骨为支架
    C. 鼻腔被鼻中隔分为完全对称的两部分
    D. 中鼻甲是单独的一对骨
    E. 中鼻道前部有鼻泪管的开口

4. 有关鼻的描述，错误的是 （　　）
    A. 包括外鼻、鼻腔和鼻旁窦三部分
    B. 鼻前庭内面衬有鼻腔黏膜
    C. 鼻中隔偏左者较多
    D. 鼻腔黏膜可以分为嗅部和呼吸部
    E. 鼻旁窦均开口于鼻腔

5. 鼻泪管开口于 （　　）
    A. 下鼻道
    B. 中鼻道
    C. 上鼻道
    D. 蝶筛隐窝
    E. 鼻前庭

6. 喉 （　　）
    A. 向上开口于鼻咽部
    B. 是呼吸和消化的共同通道
    C. 向下与气管相连
    D. 由 4 对喉软骨构成支架

    E. 内腔称为喉室

7. 喉腔可分为 （　　　）

    A. 喉前庭、喉室、声门下腔

    B. 喉室、喉中间腔、声门下腔

    C. 喉前庭、喉中间腔、声门下腔

    D. 喉口、喉中间腔、声门下腔

    E. 前庭裂、喉中间腔、声门下腔

8. 喉腔中最狭窄的部位是 （　　　）

    A. 前庭裂   B. 喉前庭

    C. 声门裂   D. 喉中间腔

    E. 声门下腔

9. 成对的喉软骨是 （　　　）

    A. 甲状软骨   B. 环状软骨

    C. 杓状软骨   D. 会厌软骨

    E. 甲状软骨和杓状软骨

10. 环状软骨 （　　　）

    A. 平第 7 颈椎高度   B. 位于甲状软骨上方

    C. 是喉软骨中唯一完整的软骨环   D. 后部为环状软骨弓

    E. 在男性，向前突出为喉结

11. 气管 （　　　）

    A. 行于食管后方   B. 全长约 25 cm

    C. 分为颈、胸、腹三部   D. 向下分为左、右主支气管

    E. 分叉处称为气管隆嵴

12. 与右主支气管相比，左主支气管的特点是 （　　　）

    A. 短、宽、直   B. 短、宽、较水平

    C. 长、细、较直   D. 长、细、较水平

    E. 前方与食管交叉

13. 肺 （　　　）

    A. 是气体交换和物质交换的场所   B. 位于胸腔的纵隔内

    C. 左肺分 3 叶，右肺分 2 叶   D. 肺尖不高出胸廓上口

    E. 内侧面中央凹陷处称肺门

14. 肺下缘的体表投影 （　　　）

    A. 在锁骨中线与第 8 肋相交   B. 在腋中线与第 10 肋相交

    C. 在肩胛线与第 11 肋相交   D. 近脊柱处平第 10 胸椎棘突

    E. 在腋前线与第 10 肋相交

15. 肺尖的体表投影 （　　　）

    A. 高出胸骨上方 2～3 cm   B. 高出锁骨内侧段上方 2～3 cm

    C. 高出锁骨外侧段上方 2~3cm   D. 高出锁骨中段上方 2~3cm

    E. 不高出胸廓上口

16. 左肺（　　）

    A. 可分为上、中、下叶   B. 较右肺宽、短

    C. 左肺前缘较为垂直   D. 位于纵隔内

    E. 只有一个斜裂

17. 胸膜下界的体表投影（　　）

    A. 在锁骨中线与第 6 肋相交   B. 在腋中线与第 8 肋相交

    C. 在肩胛线与第 11 肋相交   D. 在腋前线与第 10 肋相交

    E. 近脊柱处平第 10 胸椎棘突

18. 肋膈隐窝（　　）

    A. 在腋中线平第 7、第 9 肋之间   B. 位于肋胸膜与纵隔胸膜返折处

    C. 在深吸气时，肺下界可伸入   D. 由脏胸膜与壁胸膜返折而成

    E. 是胸膜腔的最低处

19. 后纵隔的器官不包括（　　）

    A. 心   B. 胸主动脉

    C. 奇静脉   D. 迷走神经

    E. 胸导管

二、B 型选择题

    A. 鼻甲   B. 嗅部   C. 易出血区   D. 固有鼻腔   E. 鼻前庭

1. 上鼻甲及其相对应的鼻中隔黏膜称为（　　）

2. 由鼻翼所围成的空间称为（　　）

3. 生有鼻毛的部位是（　　）

4. 鼻中隔前下部的区域被称为（　　）

    A. 前庭裂   B. 声门下腔   C. 喉前庭   D. 喉中间腔   E. 声门裂

5. 喉腔内最狭窄的部位是（　　）

6. 从喉口进入呼吸道所经过的第一个狭窄部位是（　　）

7. 与喉室直接相通的部分是（　　）

8. 喉咽内的气体经过喉口先进入（　　）

    A. 甲状软骨   B. 环状软骨   C. 杓状软骨   D. 环杓关节

    E. 环甲关节

9. 通过前倾和复位运动紧张和松弛声韧带的是（　　）

10. 通过旋转运动开大或缩小声门裂的是（　　）

11. 成对的喉软骨是（　　）

12. 形成喉结的是（　　）

13. 声带突位于（　　　）

    A. 水平裂　　B. 斜裂　　C. 纵隔胸膜　　D. 心切迹　　E. 肋胸膜

14. 左肺独有的结构是（　　　）

15. 右肺独有的结构是（　　　）

16. 两肺都有的结构是（　　　）

    A. 胸膜顶　　B. 膈胸膜　　C. 纵隔胸膜　　D. 脏胸膜　　E. 肋胸膜

17. 贴附在心包表面的是（　　　）

18. 高出胸廓上口的是（　　　）

19. 紧贴胸壁内面的是（　　　）

    A. 上纵隔　　B. 下纵隔　　C. 前纵隔　　D. 中纵隔　　E. 后纵隔

20. 胸腺主要位于（　　　）

21. 心位于（　　　）

22. 食管位于（　　　）

23. 奇静脉主要位于（　　　）

三、X 型选择题

1. 鼻腔（　　　）
    A. 可分为鼻前庭和固有鼻腔
    B. 固有鼻腔的黏膜可分为嗅部和呼吸部
    C. 鼻泪管开口于中鼻道
    D. 易出血区位于鼻中隔黏膜的前下部
    E. 向后经鼻孔通鼻咽部

2. 喉（　　　）
    A. 位于食管的前方　　　　　　　B. 向下延续为气管
    C. 两侧邻颈部大血管　　　　　　D. 前方有甲状腺
    E. 由 4 块喉软骨做支架

3. 肺（　　　）
    A. 全部位于胸廓内　　　　　　　B. 内侧面中央有肺门
    C. 左肺比右肺窄长　　　　　　　D. 两肺均有斜裂
    E. 两肺均有水平裂

4. 肺门（　　　）
    A. 有支气管动脉进入　　　　　　B. 有肺动脉外出
    C. 有淋巴管和神经进出　　　　　D. 有肺静脉外出
    E. 有淋巴结

5. 喉的软骨包括（　　　）
    A. 甲状软骨　　　　　　　　　　B. 环状软骨

C. 气管软骨   D. 舌骨

E. 会厌

6. 有关喉腔的叙述，正确是（ ）

 A. 声襞又称为声带

 B. 声韧带与弹性圆锥关系密切

 C. 声襞与前庭襞之间为喉中间腔

 D. 喉中间腔向两侧突出的隐窝为喉室

 E. 前庭裂是喉腔最狭窄的部位

7. 气管（ ）

 A. 上端接环状软骨

 B. 平胸骨角水平分为左、右主支气管

 C. 后面有食管相邻

 D. 在颈部可以被触及

 E. 与甲状腺峡关系密切

8. 肺（ ）

 A. 肺尖高出胸廓上口   B. 肺底平坦

 C. 两肺均有斜裂   D. 内侧面被纵隔胸膜覆盖

 E. 内侧面有心切迹

9. 肺根内含有（ ）

 A. 气管   B. 肺动脉

 C. 肺静脉   D. 淋巴管

 E. 神经

10. 胸膜（ ）

 A. 是被覆于肺表面的浆膜

 B. 是被覆于胸壁内面的浆膜

 C. 可分为 4 个部分

 D. 在胸壁与纵隔之间形成肋膈隐窝

 E. 在肺门处包绕肺根

11. 胸膜腔（ ）

 A. 在肺根处左右相通   B. 呈负压

 C. 腔内的主要器官是肺   D. 腔内有少量浆液

 E. 最低的部分是肋膈隐窝

12. 关于肺和胸膜体表投影的描述，正确的是（ ）

 A. 胸膜均比肺的投影相差 2 个肋

 B. 肺下缘在锁骨中线平第 8 肋

 C. 胸膜下界在锁骨中线平第 10 肋

 D. 肺下缘在腋中线平第 8 肋

E. 胸膜下界在腋中线平第 10 肋

13. 纵隔 （　　　）

A. 位于胸腔内

B. 以胸骨角平面为界分为上、下纵隔

C. 后界为脊柱胸段

D. 两侧界为肺

E. 下界为膈

14. 位于后纵隔的有 （　　　）

A. 膈神经 B. 迷走神经

C. 胸主动脉 D. 胸导管

E. 食管

四、填空题

1. 临床上通常把_____、_____和_____称为上呼吸道。

2. 鼻腔黏膜分为_____、_____。

3. 喉的软骨包括不成对的_____、_____、_____及成对的_____。

4. 喉腔以_____和_____为界，分为_____、_____和_____三部分。

5. 肺下缘的体表投影，在锁骨中线与第_____肋相交，在腋中线与第_____肋相交，在肩胛线与第_____肋相交。

6. 壁胸膜按其所覆盖的部位可分为_____、_____、_____和_____四部分。

7. 胸膜下界的体表投影，在锁骨中线与第_____肋相交，在腋中线与第_____肋相交，在肩胛线与第_____肋相交。

8. 纵隔的前界为_____，后界为_____，两侧界为_____，上界至_____，下界为_____。

五、名词解释

1. 嗅部

2. 喉结

3. 肺门

4. 肺段

5. 胸膜腔

6. 肋膈隐窝

7. 纵隔

六、问答题

1. 呼吸系统由哪些器官组成？何为上呼吸道？

2. 简述喉腔的形态结构和喉腔的分部。

3. 左、右肺在形态结构上有什么不同？

4. 支气管异物易坠入哪侧主支气管？为什么？

5. 左肺下叶肺泡内积痰，依次经何途经由口排出体外？

6. 纤维支气管镜由口依次经何途径到达右肺上叶？

7. 叙述肺和胸膜的体表投影。

8. 叙述纵隔的概念、分部和内容。

参 考 答 案

一、A 型选择题

1. C   2. E   3. A   4. B   5. A   6. C   7. C   8. C   9. C   10. C

11. D   12. D   13. E   14. D   15. B   16. E   17. C   18. E   19. A

二、B 型选择题

1. B   2. E   3. E   4. C   5. E   6. A   7. D   8. C   9. E   10. D

11. C   12. A   13. C   14. D   15. A   16. B   17. C   18. A   19. E   20. A

21. D   22. E   23. E

三、X 型选择题

1. ABDE   2. BC   3. BCD   4. ACDE   5. AB

6. BD   7. ABCDE   8. AC   9. BCDE   10. ABE

11. BDE   12. DE   13. ABCE   14. BCDE

四、填空题

1. 鼻   咽   喉

2. 嗅部　呼吸部

3. 甲状软骨　环状软骨　会厌软骨　杓状软骨

4. 前庭裂　声门裂　喉前庭　喉中间腔　声门下腔

5. 6　8　10

6. 胸膜顶　肋胸膜　膈胸膜　纵隔胸膜

7. 8　10　11

8. 胸骨　脊椎胸段　纵隔胸膜　胸廓上口　膈

五、名词解释

1. 嗅部：位于上鼻甲及其相对的鼻中隔部的黏膜，该部黏膜内含有嗅细胞，能感受嗅觉刺激。

2. 喉结：左、右两块甲状软骨板前缘相互愈着，所形成的前角上端向前突出，称喉结，成年男性特别明显。

3. 肺门：是肺的内侧面中央凹陷处，有主支气管、肺动脉、肺静脉、神经、淋巴管等结构出入。

4. 肺段：每个肺段支气管及其所属的肺组织构成一个肺段。呈尖朝向肺门，底朝向肺表面的圆锥形。

5. 胸膜腔：胸膜的脏层和壁层在肺根处相互移行，在两肺周围分别形成完全封闭的潜在性腔隙称为胸膜腔，腔内为负压，含有少量浆液。

6. 肋膈隐窝：是肋胸膜与膈胸膜互相转折处所形成的潜在间隙，呈半环状，是胸膜腔最低的部位，胸膜腔的积液常积聚在此处。

7. 纵隔：是两侧纵隔胸膜间所在器官和组织结构的总称。

六、问答题

1. 呼吸系统由肺外呼吸道和肺组成，其中肺外呼吸道包括鼻、咽、喉、气管、主支气管。肺主要由肺内各级支气管和肺泡组成。临床上通常把鼻、咽、喉被称为上呼吸道。

2. 喉腔的两侧壁有上、下两对黏膜皱襞：上方一对为前庭襞，下方一对为声襞。两侧前庭襞间的裂隙为前庭裂，两侧声襞及杓状软骨之间的间隙为声门裂。

喉腔以前庭裂和声门裂为界分为三部分：上部的喉前庭，中间的喉中间腔及下部的声门下腔。喉中间腔向两侧突出的隐窝称为喉室。

3. 左肺因受心脏挤压，外形窄而长，其前缘形成一心切迹和左肺小舌；右肺因膈下的肝向上隆起，外形宽而短。左肺有斜裂将左肺分为上、下二叶；右肺除了有斜裂，还有水平裂，两条裂将右肺分为上、中、下三叶。

4. 左主支气管形态上较长、细、较水平，而右主支气管较短、粗、较垂直，因此，气管异物容易坠落入右主支气管。

5. 左肺下叶肺泡内积痰→左肺下叶由小到大的各级支气管→左肺段支气管→左下叶支气管→左主支气管→气管→声门下腔→喉中间腔→喉前庭→喉口→喉咽→口咽→咽峡→口腔→口裂→体外。

6. 纤维支气管镜→口裂→口腔→咽峡→口咽→喉咽→喉口→喉前庭→喉中间腔→声门下腔→气管→右主支气管→右肺上叶的上叶支气管。

7. 肺尖的体表投影：在锁骨内侧1/3段向上做弧线，最高点约2~3cm，该区域即为突出于胸廓上方的肺尖的体表投影。

肺前缘的体表投影：两肺前缘的投影均起自锁骨内侧段上方2~3cm处的肺尖，向内下方斜行，经胸锁关节的后面，到胸骨角之中点处左右缘靠拢。右肺前缘由此几乎垂直下行，到第6胸肋关节处移行于右肺下缘；左肺前缘略直下行至第4胸肋关节水平处，急转向外，至第6肋软骨中点处移行于左肺下缘，并形成心切迹和左肺小舌。

肺下缘的体表投影：在锁骨中线上与第6肋相交，在腋中线上与第8肋相交，在肩胛线上与第10肋相交，接近脊柱外侧时平对第10胸椎棘突。

胸膜的体表投影：胸膜顶及胸膜的前界，基本与肺尖和肺前缘一致；胸膜下界比肺下界约低2个肋，即在锁骨中线上与第8肋相交，在腋中线上与第10肋相交，在肩胛线上与第11肋相交，在接近脊柱外侧时平对第12胸椎棘突。

8. 两侧纵隔胸膜之间所有器官和组织结构的总称为纵隔。纵隔位于胸腔内，呈矢状位，前界为胸骨，后界为脊柱胸段，两侧界为纵隔胸膜，上界为胸廓上口，下界为膈。

通过胸骨角和第4胸椎下缘平面将纵隔分为上纵隔和下纵隔。下纵隔再以心包为界分为前纵隔、中纵隔和后纵隔三部分。

上纵隔内主要有胸腺、出入心的大血管、气管、食管、迷走神经、胸导管等；前纵隔仅含少量结缔组织和淋巴结；中纵隔主要有心包、心及出入心的大血管根部；后纵隔内有主支气管、食管、胸主动脉、胸导管、奇静脉、迷走神经、胸交感干及淋巴结等。

第四章　泌 尿 系 统 ▷▷▷▷

一、A 型选择题

1. 右肾（　　）
   A. 位置比左肾略高
   B. 下端平对第 2 腰椎
   C. 后面中部有第 12 肋斜过
   D. 肾门结构不同于左肾
   E. 肾门约平第 1 腰椎体

2. 肾乳头（　　）
   A. 朝向肾皮质
   B. 每肾仅有 2~3 个
   C. 被肾大盏包绕
   D. 顶端有乳头孔
   E. 是肉眼难以看到的结构

3. 肾柱（　　）
   A. 由许多小的管道组成
   B. 位于肾髓质的表层
   C. 位于肾乳头周围
   D. 属于肾皮质的结构
   E. 是肾髓质的一部分

4. 输尿管（　　）
   A. 分腹部、盆部和前列腺部
   B. 起于肾大盏
   C. 沿腰大肌前面下行
   D. 为腹膜间位器官
   E. 穿过尿生殖膈开口于膀胱底

5. 有关输尿管狭窄的描述，错误的是（　　）
   A. 共有三个生理狭窄
   B. 第一个狭窄位于肾门
   C. 第二个狭窄位于小骨盆入口处
   D. 第三个狭窄位于膀胱壁内
   E. 通常为结石滞留处

6. 膀胱（　　）
   A. 可分为底、体、颈三部分
   B. 其最下部为膀胱底
   C. 底的内面有膀胱三角
   D. 尖的下端有尿道内口
   E. 充盈时，为腹膜内位器官

7. 女性膀胱后方毗邻（　　）
   A. 子宫和阴道
   B. 卵巢和输卵管

    C. 阴道和输卵管   D. 直肠

    E. 直肠和输卵管

8. 男性膀胱后方毗邻（　　　）

    A. 精囊腺、输精管壶腹、直肠   B. 前列腺、直肠

    C. 前列腺、输精管壶腹   D. 输精管壶腹、输尿管

    E. 输尿管、前列腺

9. 男性尿道（　　　）

    A. 有 2 个狭窄   B. 第一个狭窄在尿道膜部

    C. 第二个狭窄在前列腺部   D. 尿道前列腺部最狭窄

    E. 膜部周围有括约肌环绕

10. 女性尿道的特征不包括（　　　）

    A. 起于尿道内口   B. 开口于阴道前庭

    C. 穿过尿生殖膈   D. 行于膀胱与阴道之间

    E. 较男性尿道宽、短而直

二、B 型选择题

    A. 肾   B. 输尿管   C. 膀胱   D. 尿道   E. 输精管

1. 储存尿液的器官是（　　　）

2. 产生尿液的器官是（　　　）

3. 泌尿系统最长的器官是（　　　）

4. 有明显性别差异的泌尿器官是（　　　）

    A. 纤维囊   B. 脂肪囊   C. 肾筋膜   D. 肾血管   E. 浅筋膜

5. 称为肾床的是（　　　）

6. 肾实质的表面贴有（　　　）

7. 对肾的位置无固定作用的是（　　　）

    A. 肾锥体   B. 肾皮质   C. 肾小体   D. 肾盂   E. 肾柱

8. 出肾门的结构是（　　　）

9. 属于肾髓质的结构是（　　　）

10. 不属于肾实质的结构是（　　　）

11. 位于肾锥体之间的肾实质是（　　　）

    A. 膀胱尖   B. 膀胱底   C. 膀胱体   D. 膀胱颈   E. 膀胱三角

12. 与前列腺相邻的是（　　　）

13. 与精囊相邻的是（　　　）

14. 黏膜始终均保持平滑状态的是（　　　）

15. 尿道内口位于（　　　）

三、X 型选择题

1. 肾（ ）
   A. 位于脊柱两侧
   B. 为实质性器官
   C. 右肾比左肾位置高
   D. 上端有肾上腺
   E. 为腹膜外位器官

2. 关于肾的描述，错误的是（ ）
   A. 位于腹后壁脊柱的两侧
   B. 肾门平对第 2 腰椎
   C. 后面上部与膈相邻
   D. 前面与十二指肠相邻
   E. 第 12 肋斜过肾的中部

3. 出入肾门的结构有（ ）
   A. 肾动脉
   B. 肾静脉
   C. 输尿管
   D. 淋巴管
   E. 神经

4. 肾窦（ ）
   A. 是肾盂中膨大的部分
   B. 是肾门伸入肾实质内的腔隙
   C. 是肾内储存尿液之处
   D. 容纳肾盂、肾盏、出入肾的血管等
   E. 充填有脂肪

5. 肾窦的内容物包括（ ）
   A. 肾盂
   B. 肾大盏
   C. 肾小盏
   D. 肾锥体
   E. 肾柱

6. 肾实质包括（ ）
   A. 肾盂
   B. 肾小盏
   C. 肾锥体
   D. 肾乳头
   E. 肾柱

7. 肾的被膜包括（ ）
   A. 纤维囊
   B. 脂肪囊
   C. 肾筋膜
   D. 腹膜
   E. 白膜

8. 输尿管（ ）
   A. 起于肾门，终于膀胱
   B. 经腰大肌前方下降
   C. 分腹部、盆部和壁内部
   D. 开口于膀胱
   E. 为腹膜外位器官

9. 膀胱（ ）
   A. 分为底、体、颈三部分
   B. 底部呈三角形

C. 底部朝向后下方　　　　　　　　　　D. 尿道内口位于颈部

E. 膀胱三角位于底部

10. 膀胱的位置（　　　）

A. 位于小骨盆的前部　　　　　　　　B. 位于耻骨联合后方

C. 男性位于精囊腺的前方　　　　　　D. 男性位于前列腺的上方

E. 女性位于子宫和阴道的前方

11. 膀胱三角（　　　）

A. 位于膀胱底的外面

B. 位于两侧输尿管口和尿道内口之间

C. 黏膜皱襞明显

D. 缺乏黏膜下层

E. 是结核和肿瘤的好发部位

12. 女性尿道（　　　）

A. 开口于阴道前庭

B. 其外口位于阴蒂与阴道口之间

C. 有尿道阴道括约肌

D. 较男性尿道短、宽、直

E. 较易产生逆行性尿路感染

四、填空题

1. 泌尿系统由_____、_____、_____和_____四部分组成。

2. 肾是成对的实质性器官，形似_____；可分为_____两端，_____两面和_____两缘。

3. 肾的内侧缘中部凹陷，称_____，是_____、_____、_____、_____和_____等出入的部位。

4. 肾的表面自内向外有三层被膜，即_____、_____和_____。

5. 肾实质分为两部分，浅部称为_____，深部称为_____。肾皮质伸入肾髓质的部分称_____。

6. 输尿管全长分为_____、_____和_____三部分，其中以_____最短，长约 1.5cm；输尿管有 3 个生理性狭窄，分别位于_____、_____和_____。

7. 膀胱可分为_____、_____、_____和_____四部分。

8. 膀胱的前方为_____，后方在男性为_____、_____和_____；在女性为_____和_____。男性膀胱颈邻接_____，在女性邻接_____。

9. 由于女性尿道具有_____、_____和_____的特点，故女性尿路感染较男性多见。

五、名词解释

1. 肾门

2. 肾蒂

3. 肾窦

4. 肾锥体

5. 肾区

6. 膀胱三角

六、问答题

1. 泌尿系统的组成及其功能如何？

2. 试述肾的位置和形态。

3. 列举具有门的器官，并指出各门中通过的结构。

4. 在肾的冠状切面上，可见到哪些结构？

5. 试述肾产生尿液排出体外的途径。

6. 试述膀胱的形态、分部、位置及毗邻。

7. 与男性相比，女性尿道有哪些特点？

8. 急性尿潴留时，为什么可在紧邻耻骨联合上方做膀胱穿刺？

9. 男性肾盂结石患者，其结石需经过哪些狭窄处才能由尿道排出体外？

参 考 答 案

一、A 型选择题

1. E   2. D   3. D   4. C   5. B   6. C   7. A   8. A   9. E   10. D

二、B 型选择题

1. C 2. A 3. B 4. D 5. B 6. A 7. E 8. D 9. A 10. D

11. E 12. D 13. B 14. E 15. D

三、X 型选择题

1. ABDE   2. BDE   3. ABDE   4. BDE   5. ABC

6. CDE   7. ABC   8. BCDE   9. BCDE   10. ABCDE

11. BDE   12. ABCDE

四、填空题

1. 肾 输尿管 膀胱 尿道

2. 蚕豆 上、下 前、后 内侧、外侧

3. 肾门 肾盂 肾动脉 肾静脉 淋巴管 神经

4. 纤维囊 脂肪囊 肾筋膜

5. 皮质 髓质 肾柱

6. 腹部 盆部 壁内部 壁内部 输尿管起始处 与髂血管交叉处 壁内部

7. 尖 底 体 颈

8. 耻骨联合 精囊 输精管壶腹 直肠 子宫 阴道 前列腺 尿生殖膈

9. 短 宽 直

五、名词解释

1. 肾门：肾内侧缘中部的凹陷称肾门，是肾动脉、肾静脉、肾盂、淋巴管和神经出入的部位。

2. 肾蒂：出入肾门的肾动脉、肾静脉、肾盂、淋巴管和神经，被结缔组织包裹成束，称为肾蒂。

3. 肾窦：肾门伸入肾实质内的腔隙称肾窦，容纳肾盏、肾盂、肾血管及脂肪组织等。

4. 肾锥体：为构成肾髓质的圆锥形结构，有 15 ~ 20 个，其切面呈三角形，底朝向皮质，尖端伸向肾窦，称肾乳头。

5. 肾区：在躯干背面，竖脊肌外侧缘与第 12 肋之间的夹角称肾区，在某些肾疾病时，叩击或触压该区，可引起疼痛。

6. 膀胱三角：在膀胱底的内面，左、右两侧输尿管口与尿道内口之间的三角形区域，称为膀胱三角。此区缺乏黏膜下层，黏膜平滑无皱襞，是结核和肿瘤的好发部位。

六、问答题

1. 泌尿系统由肾、输尿管、膀胱及尿道四部分组成，它们担负人体代谢产物的主要排泄功能。机体在代谢过程中所产生的废物，如尿素、尿酸、多余的无机盐和水分等，随血液运送到肾，在肾内形成尿液，经输尿管流入膀胱储存，再经尿道排出体外。肾还参与调节机体的体液、电解质和酸碱平衡，对保持内环境的相对稳定起重要作用。

2. 肾位于腹腔的后上部，脊柱两旁，腹膜后方。左肾高于右肾约半个椎体。左肾上端平第 11 胸椎下缘，下端平对第 2 腰椎下缘；右肾上端平第 12 胸椎上缘，下端平第 3 腰椎上缘。左侧第 12 肋斜过左肾后面中部，右侧第 12 肋斜过右肾后面的上部。肾门约平第 1 腰椎体平面。

肾是成对的实质性器官，形似蚕豆。可分为上、下两端，前、后两面，内、外侧两缘。上、下两端均为钝圆形，上端宽而薄，下端窄而厚，上端有肾上腺附着。肾的前面较凸，后面较平坦，紧贴腹后壁。外侧缘隆凸，内侧缘中部凹陷，称肾门。

3. 具有门的器官主要有肝、肺、肾三个器官，各门中通过的结构如下表：

	功能管道	动脉	静脉	神经	淋巴管
肝门	肝左、右管	肝固有动脉	肝门静脉	神经	淋巴管
肺门	主支气管	肺动脉	肺静脉	神经	淋巴管
肾门	肾盂	肾动脉	肾静脉	神经	淋巴管

4. 肾冠状面的结构可分为肾实质和尿的引流管道（膜性管）两部分。

肾实质分为肾皮质和肾髓质。肾皮质位于肾的浅部，肾皮质伸入肾髓质的部分为肾柱。肾髓质位于肾皮质的深部，由 15～20 个肾锥体构成。肾锥体切面呈三角形，底朝向皮质，尖端伸向肾窦，称肾乳头。肾乳头上有乳头孔。

尿的引流管道包括肾小盏、肾大盏和肾盂。肾小盏包绕肾乳头，由肾小盏合成 2～3 个肾大盏，肾大盏再汇合成一个肾盂。肾盂呈扁漏斗状，其窄细端出肾门，转向下，移行于输尿管。

5. 肾产生尿液→肾乳头孔→肾小盏→肾大盏→肾盂→输尿管→膀胱→尿道→体外。

6. 膀胱是一个贮存尿液的肌性囊状器官。其形态随尿液的多少而不同。膀胱充盈时呈卵圆形；空虚时近似锥体形，分为膀胱尖、膀胱底、膀胱体和膀胱颈。膀胱尖朝向前上方，膀胱底朝向后下方，膀胱的最下部为膀胱颈，膀胱尖与膀胱底之间的部分为膀胱体。

膀胱位于盆腔的前部。其前方为耻骨联合，空虚时，膀胱尖不超过耻骨联合上缘；而充盈时，则高出耻骨联合以上。其后方在男性与精囊腺、输精管壶腹和直肠相邻，在女性与子宫、阴道相邻。膀胱颈下方，在男性邻接前列腺，在女性邻接尿生殖膈。

7. 与男性尿道相比，女尿道的形态特点是短、宽、直，易于扩张，所以较易引起尿路逆行感染。男性尿道具有排尿和排精的功能，而女性尿道仅有排尿功能。

8. 膀胱位于盆腔的前部，其前方为耻骨联合。空虚时，膀胱尖不超过耻骨联合上缘。充盈时，则高出耻骨联合以上，此时由腹前壁折向膀胱上面的腹膜随之上移，使膀胱前下壁直接与腹前壁相接触。因此，当急性尿潴留时，膀胱会极度充盈，在紧邻耻骨联合上方做膀胱穿刺，可不经腹膜腔而直达膀胱，以避免伤及腹膜和污染腹膜腔。

9. 结石须先经输尿管的三个生理性狭窄进入膀胱，即输尿管的起始处、输尿管跨过髂血管处及输尿管穿过膀胱壁处，然后再经男性尿道的三个生理性狭窄排出体外，即尿道内口、尿道膜部及尿道外口。

第五章 生 殖 系 统 ▷▷▷▷

一、A 型选择题

1. 男性生殖腺是（   ）
   A. 睾丸
   B. 附睾
   C. 前列腺
   D. 精囊
   E. 肾上腺

2. 睾丸（   ）
   A. 表面光滑，周围覆以鞘膜
   B. 上端有血管、神经和淋巴管进入
   C. 上端和后缘为附睾贴附
   D. 分为皮质和髓质两部分
   E. 精曲小管能产生精子和分泌雄性激素

3. 关于附睾的描述，错误的是（   ）
   A. 紧贴睾丸的上端和后缘
   B. 可分为头、体、尾三部分
   C. 附睾头由睾丸输出小管构成
   D. 附睾体和尾由附睾管构成
   E. 是精子产生的器官

4. 属于男性内生殖器附属腺的是（   ）
   A. 睾丸
   B. 附睾
   C. 前列腺
   D. 肾上腺
   E. 前庭大腺

5. 输精管结扎术最常选择的部位是（   ）
   A. 沿睾丸后缘行走的一段
   B. 附睾头与腹股沟浅环之间的部位
   C. 行经腹股沟管内
   D. 在盆腔中行走的部分
   E. 输精管壶腹

6. 射精管开口于（   ）
   A. 膀胱三角内
   B. 前列腺实质内
   C. 尿道前列腺部
   D. 尿道膜部

E. 尿道海绵体部

7. 男性尿道最短的一部是（   ）

  A. 壁内部   B. 前列腺部

  C. 膜部   D. 海绵体部

  E. 球部

8. 男性尿道可分为（   ）

  A. 前列腺部、膜部和球部

  B. 前列腺部、膜部和海绵体部

  C. 前列腺部、膜部、球部和海绵体部

  D. 壁内部、膜部和海绵体部

  E. 膜部、球部和海绵体部

9. 男性尿道外括约肌位于（   ）

  A. 尿道内口周围   B. 尿道前列腺部周围

  C. 尿道膜部周围   D. 尿道海绵体部周围

  E. 尿道外口周围

10. 关于前列腺的描述，错误的是（   ）

  A. 为不成对的实质性器官 B. 属于男性内生殖器附属腺

  C. 位于膀胱与尿生殖膈之间 D. 形似栗子，底朝下，尖朝上

  E. 经直肠指诊可触及

11. 精囊（   ）

  A. 位于膀胱底后面，输精管壶腹内侧

  B. 是一对长椭圆形器官，表面光滑

  C. 具有贮存精子的作用

  D. 其排泄管与输精管壶腹的下端汇合成射精管

  E. 是男性结扎的常用部位

12. 属于女性内生殖器的是（   ）

  A. 阴阜   B. 阴蒂

  C. 前庭大腺   D. 小阴唇

  E. 前庭球

13. 女性生殖腺是（   ）

  A. 卵巢   B. 输卵管

  C. 子宫   D. 阴道

  E. 前庭大腺

14. 输卵管的分部不包括（   ）

  A. 输卵管漏斗部   B. 输卵管伞

  C. 输卵管子宫部   D. 输卵管峡部

  E. 输卵管壶腹部

15. 常用的输卵管结扎部位在 （   ）

    A. 输卵管子宫部   B. 输卵管峡部

    C. 输卵管壶腹部   D. 输卵管漏斗部

    E. 输卵管伞

16. 通常卵子受精的部位是 （   ）

    A. 输卵管壶腹部   B. 输卵管峡部

    C. 输卵管子宫部   D. 输卵管伞

    E. 输卵管漏斗部

17. 确认输卵管的标志是 （   ）

    A. 输卵管子宫部   B. 输卵管峡部

    C. 输卵管壶腹部   D. 输卵管漏斗部

    E. 输卵管伞

18. 子宫 （   ）

    A. 分为子宫底、子宫体及子宫颈管

    B. 下端的部分称为子宫底

    C. 底和体交界的部位称为子宫峡

    D. 子宫的内腔称为子宫腔

    E. 伸入阴道的部分称为子宫颈阴道部

19. 限制子宫向两侧移位的韧带是 （   ）

    A. 子宫阔韧带   B. 卵巢悬韧带

    C. 子宫圆韧带   D. 子宫主韧带

    E. 子宫骶韧带

二、B 型选择题

    A. 睾丸   B. 前列腺   C. 肾上腺   D. 附睾   E. 尿道球腺

1. 属于输精管道的是 （   ）

2. 男性生殖腺是 （   ）

3. 有尿道穿过的器官是 （   ）

4. 直肠指诊检查的是 （   ）

    A. 睾丸   B. 附睾   C. 输精管   D. 射精管   E. 尿道

5. 输精管道不包括 （   ）

6. 穿入前列腺实质的是 （   ）

7. 行于精索内的是 （   ）

8. 行于膀胱底的是 （   ）

    A. 输精管壶腹   B. 输精管睾丸部   C. 输精管精索部

    D. 输精管腹股沟管部   E. 输精管盆部

9. 输精管结扎的部位常在 （   ）

10. 与精囊伴行的是（　　　）

11. 与附睾伴行的是（　　　）

12. 行于皮下环和腹环之间的是（　　　）

13. 输精管的末端称为（　　　）

    A. 尿道前列腺部　　　B. 尿道膜部　　　C. 尿道海绵体部　　　D. 尿道球部

    E. 尿道球

14. 前尿道指的是（　　　）

15. 尿道最短的部分是（　　　）

16. 尿道最长的部分是（　　　）

17. 尿道管腔最宽的部分是（　　　）

18. 可随意控制排尿的括约肌位于（　　　）

    A. 输卵管子宫部　　　B. 输卵管峡部　　　C. 输卵管壶腹部　　　D. 输卵管伞

    E. 输卵管漏斗部

19. 输卵管结扎术常用的部位是（　　　）

20. 直接与腹膜腔相通的部位是（　　　）

21. 卵子受精的部位通常在（　　　）

22. 输卵管外侧端的指状突起被称为（　　　）

23. 输卵管所分的四部分不包括（　　　）

    A. 子宫阔韧带　　　B. 子宫圆韧带　　　C. 子宫主韧带　　　D. 子宫骶韧带

    E. 卵巢悬韧带

24. 起于子宫角的下方的是（　　　）

25. 经过腹股沟管的是（　　　）

26. 维持子宫前屈位的是（　　　）

27. 维持子宫前倾位的是（　　　）

28. 限制子宫向两侧移动的是（　　　）

29. 防止子宫向下脱垂的是（　　　）

    A. 子宫底　　　B. 子宫体　　　C. 子宫颈　　　D. 子宫峡　　　E. 子宫角

30. 子宫与输卵管相交的部位是（　　　）

31. 子宫体与子宫颈连接的部位是（　　　）

32. 内有子宫腔的部位是（　　　）

33. 有子宫口结构的部位是（　　　）

三、X 型选择题

1. 男性生殖器的附属腺包括（　　　）

    A. 前列腺　　　　　　　　　　　　B. 睾丸

    C. 附睾　　　　　　　　　　　　　D. 精囊

    E. 尿道球腺

2. 睾丸 （   ）

    A. 是男性的生殖腺　　　　　　　　B. 位于阴囊内

    C. 内有若干个睾丸小叶　　　　　　D. 可产生精子

    E. 可产生雄激素

3. 输精管道包括 （   ）

    A. 睾丸　　　　　　　　　　　　　B. 附睾

    C. 输精管　　　　　　　　　　　　D. 射精管

    E. 尿道

4. 输精管可分为 （   ）

    A. 睾丸部　　　　　　　　　　　　B. 精索部

    C. 腹股沟管部　　　　　　　　　　D. 盆部

    E. 壶腹部

5. 精索的主要结构为 （   ）

    A. 输精管　　　　　　　　　　　　B. 射精管

    C. 淋巴结　　　　　　　　　　　　D. 睾丸动脉

    E. 蔓状静脉丛

6. 前列腺 （   ）

    A. 是成对的实质性器官

    B. 腺体后面中间有一纵行的前列腺沟

    C. 后面可经直肠前壁触及

    D. 内有射精管穿过

    E. 内有尿道穿越

7. 男性尿道 （   ）

    A. 具有排尿和排精的作用

    B. 前列腺部又称后尿道

    C. 海绵体部又称前尿道

    D. 耻骨前弯恒定不变

    E. 膜部周围有括约肌

8. 女性内生殖器包括 （   ）

    A. 卵巢　　　　　　　　　　　　　B. 输卵管

    C. 子宫　　　　　　　　　　　　　D. 阴道

    E. 阴道前庭

9. 卵巢 （   ）

    A. 位于盆腔　　　　　　　　　　　B. 有卵巢悬韧带连于子宫

    C. 有卵巢固有韧带连于骨盆侧壁　　D. 前缘有卵巢系膜

    E. 表面有腹膜相贴

10. 输卵管 （　　）

　　A. 表面有腹膜相贴

　　B. 外侧端通过输卵管伞通腹膜腔

　　C. 贯穿子宫壁的部分称为输卵管子宫部

　　D. 受精通常发生在输卵管壶腹部

　　E. 输卵管结扎常用的部位是输卵管峡部

11. 子宫 （　　）

　　A. 为中空的肌性器官　　　　　　B. 正常呈前倾前屈位

　　C. 可分底、体、颈、管四部分　　D. 位于膀胱与直肠之间

　　E. 有一部分位于阴道内

12. 子宫的固定装置所起的作用是 （　　）

　　A. 子宫阔韧带可限制子宫的前后移位

　　B. 子宫圆韧带可维持子宫的前倾位

　　C. 子宫主韧带可防止子宫脱垂

　　D. 子宫骶韧带可维持子宫的前屈位

　　E. 子宫阔韧带可限制子宫向两侧移位

13. 会阴 （　　）

　　A. 又称为盆膈

　　B. 广义会阴即封闭骨盆下口的软组织

　　C. 广义会阴分为肛区和尿生殖区

　　D. 广义会阴呈菱形

　　E. 狭义会阴指肛门到耻骨联合之间的区域

四、填空题

1. 生殖系统根据功能可分为_____、_____和_____。

2. 男性内生殖器包括_____、_____和_____；外生殖器包括_____和_____。

3. 输精管道包括_____、_____、_____和_____。

4. 男性的附属腺包括_____、_____和_____。

5. 输精管按其行程可分为四部分，即_____、_____、_____和_____；结扎通常在_____进行。

6. 射精管是由_____和_____合成，开口于_____。

7. 男性尿道不仅具有_____的功能，而且具有_____的功能。

8. 男性尿道全长可分为三部，即_____、_____和_____。临床上将_____和_____称为后尿道。

9. 男性尿道的三个狭窄分别位于_____、_____和_____。二个弯曲是_____和_____。

10. 输卵管的内侧端开口于_____，输卵管的外侧端开口于_____。

11. 输卵管由内侧向外侧可分为_____、_____、_____和_____四部分；输卵管结扎术常在_____部进行，卵子通常在_____受精。

12. 子宫可分为_____、_____和_____三部分。

13. 子宫颈可分为_____和_____两部分；子宫内腔分为上下两部，上部称为_____，下部称为_____。

14. 子宫位于盆腔的中央，在_____和_____之间，子宫的正常姿势为_____和_____位。

15. 维持子宫正常位置的四对韧带是_____、_____、_____和_____。

五、名词解释

1. 射精管

2. 精索

3. 输卵管伞

4. 子宫峡

5. 阴道穹

6. 会阴

六、问答题

1. 男性生殖器由哪些器官组成？

2. 输精管分哪几部？何处结扎输精管最方便？结扎输精管时要经过哪些层次？

3. 精子在何处产生？通过哪些管道排出体外？

4. 女性生殖器由哪些器官组成？

5. 简述卵巢的位置、形态及功能。

6. 简述子宫的位置、形态及分部。

7. 试从解剖角度论述男、女性导尿操作要点。

8. 某已婚妇女因输卵管妊娠破裂而大出血，其腹膜腔内的积血在半卧位时最先积于何处？若进行阴道穹后部穿刺，针尖依次经何途径抽出积血？

参 考 答 案

一、A 型选择题

1. A   2. C   3. E   4. C   5. B   6. C   7. C   8. B   9. C   10. D

11. D   12. C   13. A   14. B   15. B   16. A   17. E   18. E   19. A

二、B 型选择题

1. D   2. A   3. B   4. B   5. A   6. D   7. C   8. C   9. C   10. E

11. B   12. D   13. A   14. C   15. B   16. C   17. D   18. B   19. B   20. E

21. C   22. D   23. D   24. B   25. B   26. D   27. B   28. A   29. C   30. E

31. D   32. B   33. C

三、X 型选择题

1. ADE   2. ABCDE   3. BCDE   4. ABCD   5. ADE

6. BCDE   7. ACE   8. ABCD   9. ADE   10. ACDE

11. ABDE   12. BCDE   13. BCD

四、填空题

1. 生殖腺　生殖管道　附属腺

2. 睾丸　输精管道　附属腺　阴茎　阴囊

3. 附睾　输精管　射精管　尿道

4. 精囊　前列腺　尿道球腺

5. 睾丸部　精索部　腹股沟管部　盆部　精索部

6. 输精管壶腹末端　精囊排泄管　尿道前列腺部

7. 排尿　排精

8. 前列腺部　膜部　海绵体部　前列腺部　膜部

9. 尿道内口　尿道膜部　尿道外口　耻骨下弯　耻骨前弯

10. 子宫腔　腹膜腔

11. 输卵管子宫部　输卵管峡部　输卵管壶腹部　输卵管漏斗部　输卵管峡部　输卵管壶腹部

12. 子宫底　子宫体　子宫颈

13. 阴道部　阴道上部　子宫腔　子宫颈管

14. 膀胱　直肠　前倾　前屈

15. 子宫阔韧带　子宫主韧带　子宫圆韧带　子宫骶韧带

五、名词解释

1. 射精管：由输精管壶腹末端与精囊排泄管汇合而成，穿经前列腺，开口于尿道前列腺部。

2. 精索：是从腹股沟管深环至睾丸上端的圆索状结构，其主要结构有输精管、睾丸动脉、蔓状静脉丛、神经丛和淋巴管等，表面有被膜包裹。

3. 输卵管伞：输卵管漏斗部周缘的许多指状突起称为输卵管伞，有拾卵功能，也是手术中识别输卵管的标志。

4. 子宫峡：是子宫颈与子宫体连接处稍狭细的部位，非妊娠期此部仅长1cm，妊娠末期此部可延长至7～11cm，产科常在此处进行剖腹取胎。

5. 阴道穹：阴道上端围绕子宫颈阴道部，两者间形成的环状间隙称为阴道穹，可分为前、后部及左、右侧部，后部最深，紧邻直肠子宫陷凹。

6. 会阴：有广义的会阴和狭义的会阴。广义的会阴是指封闭骨盆下口的全部软组织，此区呈菱形，前部为尿生殖区，后部为肛区。狭义的会阴是指肛门与外生殖器之间的软组织。

六、问答题

1. 男性生殖器由内生殖器和外生殖器两部分组成。内生殖器包括生殖腺（睾丸），输精管道（附睾、输精管、射精管和尿道），附属腺（精囊、前列腺和尿道球腺）。外生殖器包括阴囊和阴茎。

2. 输精管起于附睾尾，按行程可分为四部分：睾丸部、精索部、腹股沟管部和盆部。

在靠近阴囊根部，精索部的一段输精管因其位置表浅，常用作输精管结扎的部位。结扎时，由浅向深经过的层次依次是：阴囊皮肤→肉膜→精索外筋膜→提睾肌→精索内筋膜→输精管。

3. 睾丸的精曲小管上皮产生精子→精直小管→睾丸网→睾丸输出小管→附睾→输精管睾丸部→输精管精索部→输精管腹股沟管部→输精管盆部→射精管（加上精囊腺的分泌物）→尿道前列腺部（加上前列腺的分泌物）→尿道膜部→尿道海绵体部（加入尿道球腺的分泌物）→尿道外口→排出体外。

4. 女性生殖器包括内生殖器和外生殖器。内生殖器包括生殖腺（卵巢）、输送管道（输卵管、子宫和阴道）、附属腺（前庭大腺）。外生殖器即女阴（阴蒂、阴阜、大阴唇、小阴唇、前庭球和阴道前庭）。

5. 卵巢位于盆腔内，髂内、外动脉起始部之间的夹角处。卵巢呈扁椭圆形，可分为上、下两端，前、后两缘和内、外侧两面。上端借卵巢悬韧带与盆壁相连，下端有卵巢固有韧带连于子宫。卵巢为女性生殖腺，具有产生卵细胞和分泌女性激素的功能。

6. 子宫位于小骨盆的中央，在膀胱和直肠之间，子宫的正常姿势为前倾前屈位。子宫呈前后略扁的倒置梨形，可分为子宫底、子宫体、子宫颈三部分。子宫颈又分为阴道部和阴道上部。子宫颈与子宫体连接处稍狭细的部位称子宫峡。

子宫内腔分为上、下两部：位于子宫体内的称子宫腔，位于子宫颈内的称子宫颈管。子宫颈管的下口为子宫口。

7. 男性导尿操作要点：①男尿道较长，有16～22cm，因此插管时要达到此深度；②尿道管径较细，且有3个狭窄（分别位于尿道内口、膜部和尿道外口），因此插管时动作要慢，避免损伤；③男性尿道有2个弯曲（即耻骨下弯和耻骨前弯），因此插管时要将阴茎向上提起，使耻骨前弯消失，整个男性尿道形成一个弓形大弯曲，才能使导尿管顺利进入膀胱。

女性导尿操作要点：女性尿道外口开口于阴道前庭，注意找准此口，并与其他开口相鉴别。阴道前庭为两侧小阴唇之间的裂隙，有 4 个开口。其前部有尿道外口，后部有阴道口，小阴唇与处女膜之间的沟内（即阴道口的后外侧）有前庭大腺的开口。女性尿道短，长 3～5cm，管径较粗，管腔较直，且易于扩张，因此较男性导尿操作容易。

8. 输卵管妊娠破裂而大出血时，腹膜腔内的积血在半卧位时最先积于直肠子宫陷凹，因为在半卧位时直肠子宫陷凹是腹膜腔的最低点。若进行阴道穹后部穿刺，针尖依次经过：阴道口→阴道→阴道穹后部→直肠子宫陷凹→抽出积血。

第六章　循环系统 ▷▷▷▷

一、A 型选择题

1. 循环系统的组成包括 (　　)
    A. 心血管系统和淋巴管
    B. 心、动脉、毛细血管和静脉
    C. 心、血管和淋巴器官
    D. 心、动脉、静脉和淋巴导管
    E. 心血管系统和淋巴系统

2. 肺循环起于 (　　)
    A. 右心房
    B. 右心室
    C. 左心房
    D. 左心室
    E. 毛细血管

3. 体循环终于 (　　)
    A. 右心房
    B. 右心室
    C. 左心房
    D. 左心室
    E. 毛细血管

4. 心尖 (　　)
    A. 朝向左侧
    B. 朝向下方
    C. 由左、右心室构成
    D. 由左心室构成
    E. 平对第 4 肋间隙

5. 心尖搏动的体表位置在 (　　)
    A. 左侧第 4 肋间隙、锁骨中线内侧 1～2cm
    B. 左侧第 5 肋间隙、锁骨中线外侧 1～2cm
    C. 左侧第 5 肋间隙、锁骨中线内侧 1～2cm
    D. 左侧第 4 肋间隙、距胸骨左缘 1～2cm
    E. 左侧第 5 肋间隙、距胸骨旁 7～9cm

6. 心底朝向 (　　)
    A. 右前方
    B. 左前方
    C. 右后上方
    D. 下方
    E. 上方

7. 右心房 (　　)

    A. 有 3 个静脉入口   B. 有奇静脉汇入

    C. 内有二尖瓣   D. 内有三尖瓣

    E. 是肺循环的起始处

8. 右心室 （　　　）

    A. 入口为肺动脉口   B. 入口处有三尖瓣

    C. 出口为主动脉口   D. 出口处有二尖瓣

    E. 出口上方是动脉圆锥

9. 左心房 （　　　）

    A. 有 2 个肺动脉入口   B. 有 4 个肺静脉入口

    C. 内有二尖瓣   D. 内有三尖瓣

    E. 内有乳头肌

10. 左心室 （　　　）

    A. 入口为肺动脉口   B. 入口上有肺动脉瓣

    C. 出口为左房室口   D. 出口上有二尖瓣

    E. 出口处有主动脉瓣

11. 卵圆窝 （　　　）

    A. 位于房间隔上   B. 位于室间隔上

    C. 位于右心室   D. 位于左心室

    E. 是先天性心脏病的一种结构

12. 二尖瓣位于 （　　　）

    A. 右房室口   B. 左房室口

    C. 肺动脉口   D. 主动脉口

    E. 冠状窦口

13. 心脏收缩时，关闭的瓣膜是 （　　　）

    A. 所有的心瓣膜   B. 二尖瓣、三尖瓣

    C. 主动脉瓣、肺动脉瓣   D. 肺动脉瓣、三尖瓣

    E. 主动脉瓣、二尖瓣

14. 左、右心室的相同之处是 （　　　）

    A. 室壁的厚度   B. 室壁的结构层次

    C. 心腔内的结构   D. 瓣膜的结构和数量

    E. 出口和入口的结构

15. 心的传导系统 （　　　）

    A. 由特殊分化的神经组织构成   B. 位于心内膜的深面

    C. 由窦房结和房室结组成   D. 是心的正常起搏点

    E. 有产生兴奋和传导冲动的功能

16. 心的正常起搏点在 （　　　）

A. 房室束   B. 房室结

C. 左、右束支   D. 窦房结

E. 所有心的传导系统

17. 窦房结的位置在 （   ）

     A. 右心房内   B. 左心房内

     C. 心外膜深面   D. 心内膜深面

     E. 右心房与右心室交界处

18. 左冠状动脉 （   ）

     A. 行于冠状沟内   B. 只分布到左心

     C. 发出后室间支   D. 分布到左、右心室的前壁

     E. 分布到左、右心房

19. 右冠状动脉 （   ）

     A. 起于主动脉弓   B. 行于主动脉和右心耳之间

     C. 发出旋支   D. 分支到室间隔后 2/3

     E. 发出后室间支

20. 室间隔前 2/3 的供血动脉是 （   ）

     A. 右冠状动脉   B. 右旋支

     C. 旋支   D. 前室间支

     E. 后室间支

21. 心的静脉 （   ）

     A. 注入上腔静脉   B. 注入下腔静脉

     C. 基本与心的动脉同名   D. 属于体循环

     E. 属于浅静脉

22. 浆膜心包 （   ）

     A. 贴于纤维心包的外表面   B. 脏层构成心外膜

     C. 下方与膈的中心腱相连   D. 壁层围成心包腔

     E. 上方移行为大血管的外膜

23. 动脉 （   ）

     A. 是与左心室相连的血管   B. 是出心室的血管

     C. 管腔比静脉大   D. 内有含氧量较高的血液

     E. 内有瓣膜

24. 肺动脉干起于 （   ）

     A. 左心房   B. 右心房

     C. 左心室   D. 右心室

     E. 主动脉弓

25. 动脉韧带 （   ）

     A. 连于肺动脉干与主动脉弓之间   B. 是固定肺动脉的结构

  C. 是由胸膜构成的结构　　　　　　　　D. 是一种先天性心脏病

  E. 内有肺动脉通过

26. 肺的功能性血管是（　　　）

  A. 左、右冠状动脉　　　　　　　　　　B. 肋间后动脉

  C. 支气管动、静脉　　　　　　　　　　D. 肺动、静脉

  E. 胸主动脉

27. 主动脉弓上的第 1 个分支是（　　　）

  A. 右锁骨下动脉　　　　　　　　　　　B. 右颈总动脉

  C. 左锁骨下动脉　　　　　　　　　　　D. 左颈总动脉

  E. 头臂干

28. 锁骨下动脉（　　　）

  A. 行于颈动脉鞘内　　　　　　　　　　B. 发出椎动脉

  C. 从斜角肌间隙外面通过　　　　　　　D. 发出颈外动脉

  E. 延续为肱动脉

29. 颈动脉窦（　　　）

  A. 位于颈外动脉起始部　　　　　　　　B. 为一扁椭圆形小体

  C. 位于颈总动脉分叉处的后方　　　　　D. 内有化学感受器

  E. 内有压力感受器

30. 颈外动脉的分支不包括（　　　）

  A. 甲状腺上动脉　　　　　　　　　　　B. 甲状腺下动脉

  C. 舌动脉　　　　　　　　　　　　　　D. 面动脉

  E. 上颌动脉

31. 脑膜中动脉来源于（　　　）

  A. 颈总动脉　　　　　　　　　　　　　B. 颈内动脉

  C. 上颌动脉　　　　　　　　　　　　　D. 大脑中动脉

  E. 颞浅动脉

32. 甲状腺上动脉发自（　　　）

  A. 甲状颈干　　　　　　　　　　　　　B. 颈外动脉

  C. 锁骨下动脉　　　　　　　　　　　　D. 颈总动脉

  E. 椎动脉

33. 面动脉的压迫止血点是（　　　）

  A. 咬肌前缘与下颌角连线处　　　　　　B. 咬肌后缘与下颌骨下缘交界处

  C. 咬肌前缘绕下颌骨下缘处　　　　　　D. 鼻翼外侧

  E. 口角附近

34. 椎动脉（　　　）

  A. 来源于颈总动脉　　　　　　　　　　B. 来源于头臂干

  C. 发出胸廓内动脉　　　　　　　　　　D. 向上穿 7 个颈椎的横突孔

E. 分支分布到脊髓和脑

35. 胸廓内动脉（　　　）

    A. 发自胸主动脉   B. 发自甲状颈干

    C. 行于胸骨后面   D. 穿膈后移行为腹壁上动脉

    E. 发出支气管动脉

36. 桡动脉（　　　）

    A. 于肘关节上方发自肱动脉   B. 在前臂与桡神经主干伴行

    C. 绕桡骨茎突近侧至手背   D. 终支参与掌浅弓组成

    E. 在桡侧腕屈肌腱的桡侧可摸到搏动

37. 掌浅弓（　　　）

    A. 由桡动脉终支和尺动脉掌深支吻合而成

    B. 由尺动脉终支与桡动脉掌浅支吻合而成

    C. 由桡动脉掌浅支和尺动脉的掌深支吻合而成

    D. 由桡动脉终支和尺动脉终支吻合而成

    E. 位于手掌浅筋膜内

38. 分布于肋间隙的动脉（　　　）

    A. 全来自胸主动脉   B. 大部分来自胸廓内动脉

    C. 共有 12 对肋间后动脉   D. 下 6 对来自腹主动脉

    E. 有锁骨下动脉的分支参与

39. 肺的营养血管来源于（　　　）

    A. 胸廓内动脉   B. 支气管动脉

    C. 肺动脉   D. 肋间后动脉

    E. 肺循环

40. 睾丸动脉（　　　）

    A. 来源于髂内动脉   B. 来源于肾动脉

    C. 行于精索内   D. 全程伴行输精管

    E. 两侧来源、行走和分布均不对称

41. 从腹腔干直接发出（　　　）

    A. 胃左动脉   B. 胃右动脉

    C. 肾动脉   D. 睾丸动脉

    E. 肝固有动脉

42. 胆囊动脉发自（　　　）

    A. 胃右动脉   B. 胃左动脉

    C. 肝总动脉   D. 肝固有动脉左支

    E. 肝固有动脉右支

43. 脾动脉（　　　）

    A. 直接来源于腹主动脉   B. 来源于肾动脉

    C. 行于胰的下方   D. 发出胃网膜右动脉

    E. 发出胃短动脉

44. 肠系膜上动脉的分支不包括 （   ）

    A. 左结肠动脉   B. 右结肠动脉

    C. 中结肠动脉   D. 回结肠动脉

    E. 空、回肠动脉

45. 左结肠动脉直接发自 （   ）

    A. 腹主动脉   B. 腹腔干

    C. 肠系膜上动脉   D. 肠系膜下动脉

    E. 直肠上动脉

46. 阑尾动脉发自 （   ）

    A. 左结肠动脉   B. 右结肠动脉

    C. 中结肠动脉   D. 回结肠动脉

    E. 乙状结肠动脉

47. 直肠上动脉来自 （   ）

    A. 肠系膜上动脉   B. 肠系膜下动脉

    C. 髂内动脉   D. 髂外动脉

    E. 乙状结肠动脉

48. 直肠下动脉发自 （   ）

    A. 髂内动脉   B. 髂外动脉

    C. 闭孔动脉   D. 阴部内动脉

    E. 肠系膜下动脉

49. 子宫动脉 （   ）

    A. 行于子宫圆韧带内   B. 发自阴部内动脉

    C. 发自髂总动脉   D. 从输尿管后方越过

    E. 分支营养子宫、输卵管和卵巢

50. 经坐骨小孔入坐骨肛门窝的是 （   ）

    A. 臀上动脉   B. 臀下动脉

    C. 阴部内动脉   D. 闭孔动脉

    E. 直肠下动脉

51. 腹壁下动脉 （   ）

    A. 是股动脉的分支   B. 是髂外动脉的分支

    C. 经腹股沟皮下环内侧上行   D. 经过股三角上行

    E. 是腹外侧肌群的主要营养动脉

52. 在股三角内，股动脉 （   ）

    A. 发自髂内动脉   B. 位于股静脉内侧

    C. 位于股神经前方   D. 位于股静脉与股神经之间

    E. 移行为腘动脉

53. 分布于小腿三头肌的主要动脉是（　　　）

    A. 股深动脉的分支　　　　　　　　B. 腘动脉

    C. 胫前动脉　　　　　　　　　　　D. 胫后动脉

    E. 足背动脉

54. "趺阳脉"的触摸部位是（　　　）

    A. 足背动脉　　　　　　　　　　　B. 足底内侧动脉

    C. 足底外侧动脉　　　　　　　　　D. 腘动脉

    E. 股动脉

55. 静脉（　　　）

    A. 均有静脉瓣　　　　　　　　　　B. 均与动脉伴行

    C. 内有含氧量较低的血液　　　　　D. 内有含丰富营养物质的血液

    E. 小静脉的血压比上腔静脉高

56. 上腔静脉（　　　）

    A. 由颈内静脉与头臂静脉汇合而成

    B. 由颈内静脉与锁骨下静脉汇合而成

    C. 由左、右头臂静脉与奇静脉汇合而成

    D. 由左、右头臂静脉汇合而成

    E. 由颈内静脉与颈外静脉汇合而成

57. 颈外静脉（　　　）

    A. 由颞浅静脉和上颌静脉汇合而成　　B. 属于浅静脉

    C. 沿胸锁乳突肌深面斜向下后行　　　D. 是颈内静脉的属支

    E. 注入头臂静脉

58. 颈内静脉（　　　）

    A. 在枕骨大孔处续于乙状窦

    B. 收集颈内动脉分布区域的静脉血

    C. 与颈外静脉汇合成静脉角

    D. 收纳颅内、外和上肢部器官的静脉血

    E. 在颈部行于颈动脉鞘内

59. 静脉角（　　　）

    A. 位于奇静脉注入上腔静脉处

    B. 位于颈内静脉与锁骨下静脉汇合处

    C. 位于左、右头臂静脉汇合处

    D. 位于颈外静脉与锁骨下静脉汇合处

    E. 是淋巴干注入静脉之处

60. 头静脉（　　　）

    A. 起于手背静脉网尺侧　　　　　　B. 行于肘窝中央

    C. 行于三角肌和胸大肌之间   D. 汇入贵要静脉

    E. 与腋动脉伴行

61. 肘正中静脉（   ）

    A. 为上肢的深静脉   B. 起自手背静脉网

    C. 连接头静脉和贵要静脉之间   D. 注入肱静脉

    E. 位置变异较少

62. 奇静脉（   ）

    A. 起自左腰升静脉   B. 收集左肋间后静脉

    C. 穿腔静脉孔   D. 收纳食管静脉

    E. 注入下腔静脉

63. 下腔静脉（   ）

    A. 由髂内静脉与髂外静脉汇合而成   B. 由两侧的髂总静脉汇合而成

    C. 沿腹主动脉左侧上升   D. 经肝的前方穿膈入胸腔

    E. 与上腔静脉汇合后注入右心房

64. 左侧睾丸静脉注入（   ）

    A. 下腔静脉   B. 左肾静脉

    C. 脾静脉   D. 阴部内静脉

    E. 肠系膜下静脉

65. 大隐静脉（   ）

    A. 起自足背静脉弓的外侧端   B. 伴小隐静脉上行

    C. 注入腘静脉   D. 注入股静脉

    E. 属于下肢的深静脉

66. 大隐静脉经过（   ）

    A. 内踝前方   B. 内踝后方

    C. 外踝前方   D. 外踝后方

    E. 小腿后方

67. 小隐静脉经过（   ）

    A. 外踝前方   B. 外踝后方

    C. 内踝前方   D. 内踝后方

    E. 大腿内侧

68. 肝门静脉的属支不包括（   ）

    A. 肠系膜上静脉   B. 肠系膜下静脉

    C. 脾静脉   D. 肾静脉

    E. 附脐静脉

69. 汇合成肝门静脉的是（   ）

    A. 肠系膜上、下静脉   B. 肠系膜上静脉和脾静脉

    C. 肠系膜下静脉和脾静脉   D. 脾静脉和肾静脉

E. 脾静脉和胃左静脉

70. 肝静脉 （　　）

A. 注入肝门静脉
B. 内含丰富的营养物质
C. 经过肝十二指肠韧带
D. 从肝门处出肝
E. 从肝门处进入肝

71. 阑尾的静脉血回流到 （　　）

A. 肠系膜上静脉
B. 肠系膜下静脉
C. 直肠上静脉
D. 髂内静脉
E. 髂外静脉

72. 直肠上部的静脉血回流到 （　　）

A. 阴部内静脉
B. 髂内静脉
C. 髂外静脉
D. 肠系膜上静脉
E. 肠系膜下静脉

73. 直肠下部的静脉血回流到 （　　）

A. 阴部内静脉
B. 髂内静脉
C. 髂外静脉
D. 肠系膜上静脉
E. 肠系膜下静脉

74. 毛细淋巴管 （　　）

A. 以膨大的盲端起于组织间隙
B. 和毛细血管相交通
C. 管壁的通透性较小
D. 与淋巴结相连
E. 遍布全身所有器官

75. 淋巴管的特征不包括 （　　）

A. 内有丰富的瓣膜
B. 行程中与淋巴结相连
C. 交通广泛
D. 可分为浅、深淋巴管
E. 汇集成两条淋巴导管

76. 胸导管的特征不包括 （　　）

A. 是最长的淋巴导管
B. 起于乳糜池
C. 向上穿食管裂孔进入胸腔
D. 最后注入左静脉角
E. 共接受 6 条淋巴干的淋巴

77. 乳糜池 （　　）

A. 位于第 2 腰椎椎体前方
B. 长 5 ~ 7cm
C. 由左、右腰干汇合而成
D. 收集全身 3/4 的淋巴
E. 由左、右腰干和 1 条肠干汇合而成

78. 右淋巴导管 （　　）

A. 起于乳糜池
B. 收集右上肢、右半头颈、右胸部的淋巴
C. 收集右侧半身的淋巴

D. 由右颈干、右锁骨下干汇合而成

E. 注入淋巴干

79. 淋巴结常配布在 （   ）

    A. 淋巴导管上   B. 淋巴管上

    C. 淋巴干上   D. 静脉上

    E. 动脉上

80. 头颈部的淋巴汇入 （   ）

    A. 颈干   B. 胸导管

    C. 右淋巴导管   D. 支气管纵隔干

    E. 锁骨下干

81. 腋淋巴结不包括 （   ）

    A. 锁骨上淋巴结   B. 肩胛下淋巴结

    C. 中央淋巴结   D. 胸肌淋巴结

    E. 尖淋巴结

82. 腹股沟浅淋巴结 （   ）

    A. 位于腹股沟韧带深面   B. 沿股动、静脉根部排列

    C. 输出管注入髂外淋巴结   D. 收纳全部下肢的淋巴

    E. 输出管注入腹股沟深淋巴结

83. 与肠干无关的淋巴结是 （   ）

    A. 腰淋巴结   B. 腹腔淋巴结

    C. 肠系膜上淋巴结   D. 肠系膜下淋巴结

    E. 脾淋巴结

84. 关于脾的描述，错误的是 （   ）

    A. 位于左季肋区   B. 紧贴第 9～11 肋内侧面

    C. 膈面中央处有脾门   D. 上缘常有 2～3 个脾切迹

    E. 正常人左肋弓下不能触及

二、B 型选择题

    A. 心   B. 动脉   C. 静脉   D. 淋巴管道   E. 毛细血管

1. 引导血液离开心的管道是 （   ）

2. 进行物质和气体交换的场所是 （   ）

3. 心血管系统中起动力作用的是 （   ）

4. 有辅助静脉回流作用的是 （   ）

    A. 左心室   B. 左心房   C. 左心耳   D. 右心室   E. 右心房

5. 体循环起于 （   ）

6. 肺循环止于 （   ）

    A. 心尖   B. 心底   C. 心左缘   D. 心右缘   E. 心下缘

7. 由左心室构成的是（　　　）

8. 与出入心的大血管相连的是（　　　）

9. 由右心室和心尖构成的是（　　　）

10. 由右心房构成的是（　　　）

    A. 二尖瓣   B. 三尖瓣   C. 主动脉瓣   D. 肺动脉瓣   E. 半月瓣

11. 位于左房室口的是（　　　）

12. 位于右房室口的是（　　　）

13. 位于动脉圆锥上端的是（　　　）

14. 位于左心室出口的是（　　　）

    A. 左冠状动脉   B. 右冠状动脉   C. 前室间支   D. 后室间支

    E. 旋支

15. 沿后室间沟下行的的是（　　　）

16. 发自右冠状动脉的分支是（　　　）

17. 分于于窦房结和房室结的是（　　　）

18. 分出前室间支的动脉是（　　　）

    A. 冠状沟   B. 前室间沟

    C. 后室间沟   D. 房间隔

    E. 室间隔

19. 心房与心室在心表面的分界标志是（　　　）

20. 位于胸肋面的沟是（　　　）

21. 位于膈面的沟是（　　　）

22. 卵圆窝位于（　　　）

    A. 心内膜   B. 心外膜   C. 心肌   D. 房间隔   E. 室间隔

23. 形成心瓣膜的是（　　　）

24. 由浆膜心包形成的是（　　　）

25. 由肌部和膜部组成的是（　　　）

26. 与血管内膜相连续的是（　　　）

    A. 窦房结   B. 房室结   C. 房室束   D. 左、右束支

    E. Purkinje 纤维网

27. 位于心外膜深面的是（　　　）

28. 心的正常起搏点是（　　　）

29. 在室间隔肌部心内膜深面下行的是（　　　）

    A. 房间隔缺损   B. 室间隔缺损   C. 瓣膜闭锁不全   D. 心包炎

    E. 动脉导管未闭

30. 与心外膜有关的是 （   ）

31. 与心内膜有关的是 （   ）

32. 与卵圆窝形成有关的是 （   ）

33. 与动脉韧带形成有关的是 （   ）

34. 与室间隔膜部形成有关的是 （   ）

    A. 舌动脉　　B. 面动脉　　C. 甲状腺上动脉　　D. 颞浅动脉

    E. 上颌动脉

35. 颈外动脉的第一个分支是 （   ）

36. 发出脑膜中动脉的是 （   ）

37. 在外耳门前方可摸到搏动的是 （   ）

38. 与内眦动脉有关的是 （   ）

    A. 尺动脉　　B. 桡动脉　　C. 肱动脉　　D. 腋动脉　　E. 锁骨下动脉

39. 参与构成掌浅弓的掌浅支来自于 （   ）

40. 参与构成掌深弓的终支来自于 （   ）

41. 临床测量血压时的听诊部位在 （   ）

42. 临床上最常用的摸脉点是 （   ）

    A. 胃左动脉　　B. 胃右动脉　　C. 胃网膜右动脉　　D. 胃短动脉

    E. 肝固有动脉

43. 发自脾动脉的是 （   ）

44. 直接发自于腹腔干的是 （   ）

45. 发自肝固有动脉的是 （   ）

46. 分布于胃底的动脉是 （   ）

    A. 腹主动脉　　B. 腹腔干　　C. 肠系膜上动脉　　D. 肠系膜下动脉

    E. 脾动脉

47. 横结肠的血液供应来自于 （   ）

48. 升结肠的血液供应来自于 （   ）

49. 降结肠的血液供应来自于 （   ）

50. 肾的血液供应来自于 （   ）

    A. 胸廓内动脉　　B. 支气管动脉　　C. 肺动脉　　D. 肺静脉

    E. 主动脉弓

51. 肺的营养血管是 （   ）

52. 腹直肌上部的血管来自于 （   ）

53. 含氧最少血液在 （   ）

    A. 颞浅动脉　　B. 颈总动脉　　C. 面动脉　　D. 股动脉　　E. 肱动脉

54. 鼻周围的皮肤出血可压迫 （   ）

55. 前臂出血可压迫 （　　　）

56. 下肢出血可压迫 （　　　）

57. 头皮出血可压迫 （　　　）

    A. 肾静脉　　　B. 脾静脉　　　C. 肠系膜下静脉　　　D. 肠系膜上静脉
    E. 胃左静脉

58. 不属于肝门静脉属支的是 （　　　）

59. 行于肠系膜内的是 （　　　）

60. 通常还收集肠系膜下静脉的静脉血的是 （　　　）

    A. 食管静脉丛　　　B. 直肠静脉丛　　　C. 脐周静脉网　　　D. 手背静脉网
    E. 足背静脉弓

61. 通过髂内静脉回流的是 （　　　）

62. 通过奇静脉回流的是 （　　　）

63. 通过大隐静脉回流的是 （　　　）

64. 通过头静脉回流的是 （　　　）

65. 可以同时经上、下腔静脉回流的是 （　　　）

    A. 下腔静脉　　　B. 颈内静脉　　　C. 腋静脉　　　D. 奇静脉　　　E. 冠状窦

66. 面静脉注入 （　　　）

67. 食管静脉注入 （　　　）

68. 肋间后静脉注入 （　　　）

69. 肱静脉注入 （　　　）

70. 参与构成静脉角的是 （　　　）

    A. 淋巴结　　　B. 胸腺　　　C. 脾　　　D. 腭扁桃体　　　E. 淋巴滤泡

71. 不属于淋巴器官的是 （　　　）

72. 数量最多的淋巴器官是 （　　　）

73. 人体内最大的淋巴器官是 （　　　）

    A. 肠干　　　B. 腰干　　　C. 锁骨下干　　　D. 支气管纵隔干　　　E. 颈干

74. 肾的淋巴液回流到 （　　　）

75. 下肢的淋巴液回流到 （　　　）

76. 上肢的淋巴液回流到 （　　　）

77. 头面部的淋巴液回流到 （　　　）

78. 胆囊的淋巴液回流到 （　　　）

79. 不成对的淋巴干是 （　　　）

    A. 腹股沟浅淋巴结　　　B. 腰淋巴结　　　C. 腹股沟深淋巴结
    D. 颈外侧深淋巴结　　　E. 腹腔淋巴结

80. 位于股静脉周围的是 （　　　）

81. 位于腹主动脉、下腔静脉周围的是 （　　　）

82. 位于腹腔干周围的是 （　　　）

83. 位于颈内静脉周围的是 （　　　）

三、X 型选择题

1. 体循环 （　　　）
   - A. 又称大循环
   - B. 起自心室
   - C. 含有丰富的营养物质
   - D. 含有丰富的氧
   - E. 分布到全身各部位

2. 右心房的入口有 （　　　）
   - A. 上腔静脉口
   - B. 下腔静脉口
   - C. 冠状窦口
   - D. 右房室口
   - E. 肺静脉口

3. 右心房内的结构有 （　　　）
   - A. 三尖瓣
   - B. 卵圆窝
   - C. 冠状窦口
   - D. 乳头肌
   - E. 下腔静脉口

4. 右心室内的结构有 （　　　）
   - A. 动脉圆锥
   - B. 腱索
   - C. 乳头肌
   - D. 右心耳
   - E. 肺动脉瓣

5. 左心房的结构有 （　　　）
   - A. 二尖瓣
   - B. 肺静脉口
   - C. 左心耳
   - D. 乳头肌
   - E. 卵圆窝

6. 左心室内的结构有 （　　　）
   - A. 主动脉瓣
   - B. 乳头肌
   - C. 腱索
   - D. 二尖瓣
   - E. 动脉圆锥

7. 心内膜 （　　　）
   - A. 衬于心腔内面
   - B. 构成心的瓣膜
   - C. 与血管内膜相连续
   - D. 覆盖乳头肌的表面
   - E. 是室间隔的主要构成部分

8. 心的传导系统包括 （　　　）
   - A. 窦房结
   - B. 房室结
   - C. 房室束
   - D. 室间束
   - E. 腱索

9. 窦房结 （   ）

   A. 位于上腔静脉与右心耳之间　　　　B. 位于的心外膜深面

   C. 呈椭圆形　　　　　　　　　　　　D. 是心的正常起搏点

   E. 由特殊分化的心肌纤维构成

10. 冠状动脉 （   ）

   A. 是营养心的血管　　　　　　　　　B. 起于冠状窦

   C. 分为左、右冠状动脉　　　　　　　D. 旋支来源于右冠状动脉

   E. 属于体循环的动脉

11. 左冠状动脉的前室间支主要分布到 （   ）

   A. 左心室前壁　　　　　　　　　　　B. 左心室侧壁

   C. 室间隔前 2/3　　　　　　　　　　D. 部分右心室前壁

   E. 右心房

12. 右冠状动脉 （   ）

   A. 起自于升主动脉根部　　　　　　　B. 沿冠状沟右行

   C. 分布到室间隔后 1/3　　　　　　　D. 可分布到左心室的膈面

   E. 分布到房室结

13. 肺动脉 （   ）

   A. 起于右心室　　　　　　　　　　　B. 止于左心房

   C. 是营养肺的主要血管　　　　　　　D. 血中含丰富的营养物质

   E. 血中含氧较丰富

14. 主动脉弓直接发出 （   ）

   A. 左颈总动脉　　　　　　　　　　　B. 右颈总动脉

   C. 左锁骨下动脉　　　　　　　　　　D. 冠状动脉

   E. 头臂干

15. 颈总动脉 （   ）

   A. 直接发自主动脉弓　　　　　　　　B. 沿食管、气管和喉的两侧上行

   C. 行于颈动脉鞘内　　　　　　　　　D. 与颈外静脉伴行

   E. 与迷走神经伴行

16. 颈外动脉直接发出 （   ）

   A. 舌动脉　　　　　　　　　　　　　B. 面动脉

   C. 甲状腺上动脉　　　　　　　　　　D. 甲状腺下动脉

   E. 脑膜中动脉

17. 锁骨下动脉 （   ）

   A. 发自头臂干　　　　　　　　　　　B. 穿斜角肌间隙

   C. 发出椎动脉　　　　　　　　　　　D. 延续为肱动脉

   E. 发出甲状颈干

18. 胸廓内动脉 （   ）

    A. 发自锁骨下动脉   B. 沿胸骨后面下行

    C. 发出分支到肋间隙   D. 发出分支到心包

    E. 可分布到腹前壁

19. 掌浅弓 （　　）

    A. 由桡动脉掌浅支参与构成   B. 由尺动脉终支参与构成

    C. 发出 3 条掌心动脉   D. 发出 3 条指掌侧总动脉

    E. 发出 1 条小指尺掌侧动脉

20. 胸主动脉 （　　）

    A. 行于脊柱的左前方

    B. 发出肋间后动脉分布到每个肋间隙

    C. 发出支气管支营养支气管和肺

    D. 发出食管支营养食管

    E. 经主动脉裂孔穿过膈

21. 直接从腹主动脉发出的分支有 （　　）

    A. 肠系膜下动脉   B. 肾上腺中动脉

    C. 肝固有动脉   D. 睾丸动脉

    E. 胃左动脉

22. 脾动脉的分支有 （　　）

    A. 胃左动脉   B. 胃右动脉

    C. 胃网膜左动脉   D. 胃网膜右动脉

    E. 胃短动脉

23. 肠系膜上动脉的分支有 （　　）

    A. 胰十二指肠下动脉   B. 空、回肠动脉

    C. 回结肠动脉   D. 左结肠动脉

    E. 中结肠动脉

24. 髂内动脉发出的脏支有 （　　）

    A. 闭孔动脉   B. 子宫动脉

    C. 阴部内动脉   D. 直肠下动脉

    E. 臀上动脉

25. 静脉 （　　）

    A. 起自毛细血管   B. 各部位均有静脉瓣

    C. 管腔较大   D. 内流含氧较低的血

    E. 有浅、深静脉之分

26. 浅静脉包括 （　　）

    A. 大隐静脉   B. 头静脉

    C. 颈内静脉   D. 颈外静脉

    E. 手背静脉网

27. 奇静脉 （　　）
    A. 起自左、右腰升静脉　　　　　　B. 从腔静脉裂孔穿膈
    C. 向前跨越右肺根上方　　　　　　D. 直接注入上腔静脉
    E. 属于深静脉

28. 奇静脉的属支包括 （　　）
    A. 食管静脉　　　　　　　　　　　B. 支气管静脉
    C. 半奇静脉　　　　　　　　　　　D. 右肋间后静脉
    E. 肺静脉

29. 直接注入下腔静脉的有 （　　）
    A. 肝门静脉　　　　　　　　　　　B. 腰静脉
    C. 肾静脉　　　　　　　　　　　　D. 脾静脉
    E. 睾丸静脉

30. 肝门静脉 （　　）
    A. 收集腹腔所有不成对器官的静脉血
    B. 由肠系膜上、下静脉汇合而成
    C. 可以沟通上、下腔静脉系的联系
    D. 由肝的脏面入肝
    E. 内有较丰富的营养物质

31. 肝门静脉的属支包括 （　　）
    A. 肾静脉　　　　　　　　　　　　B. 脾静脉
    C. 肝静脉　　　　　　　　　　　　D. 胃左静脉
    E. 附脐静脉

32. 淋巴管道 （　　）
    A. 内有丰富的瓣膜　　　　　　　　B. 以盲端起于组织间隙
    C. 遍及全身各处　　　　　　　　　D. 包括9条淋巴导管
    E. 最后注入上、下腔静脉

33. 肠干 （　　）
    A. 只有一条　　　　　　　　　　　B. 由腹腔淋巴结的输出管形成
    C. 内有乳糜状的淋巴　　　　　　　D. 收集腹腔内不成对器官的淋巴
    E. 注入乳糜池

34. 胸导管 （　　）
    A. 由左、右腰干和肠干汇合而成　　B. 起于乳糜池
    C. 穿主动脉裂孔上行　　　　　　　D. 注入两侧的静脉角
    E. 共收集6条淋巴干

35. 淋巴结 （　　）
    A. 属于淋巴器官
    B. 连接在淋巴管上

C. 凹陷侧的中央为淋巴结门

D. 淋巴结门连接淋巴结的输出淋巴管

E. 成群分布于较隐蔽的部位和胸腹腔大血管附近

36. 脾（　　　）

A. 是人体内最大的淋巴器官　　　　　B. 位于左腰区

C. 下缘有 2 ~ 3 个脾切迹　　　　　　D. 动脉来源于腹腔干

E. 静脉直接注入下腔静脉

四、填空题

1. 心血管系统由_____、_____、_____和_____组成。

2. 在心脏表面，区分心房和心室的标志是_____，在心脏前面，区分左、右心室的标志是_____。

3. 心脏的前面又称为_____，下面又称为_____。

4. 右心房有 3 个入口：_____、_____和_____，右心房 1 个出口称为_____。

5. 心有 3 缘：右缘垂直向下，由_____构成。左缘圆钝，主要由_____构成。下缘接近水平，由_____及_____构成。

6. 心尖的体表投影位置在_____、_____内侧 1 ~ 2cm。

7. 心壁由_____、_____和_____三层构成。

8. 心传导系包括_____、_____、_____及其分支。

9. 冠状窦位于_____，其主要属支有_____、_____和_____。

10. 主动脉按行程可分为_____、_____和_____三部分。

11. 升主动脉根部发出_____ 2 条分支，主动脉弓从右至左依次发出_____、_____和_____ 3 大分支。

12. 降主动脉于第 4 胸椎下缘上接主动脉弓，沿胸椎体前方下降，穿膈肌的_____入腹腔，沿腰椎前下降至_____处分为左、右髂总动脉。

13. 颈外动脉主要分支有_____、_____、_____、_____和_____。

14. 穿过棘孔入颅中窝的动脉为_____，该动脉是_____的分支。

15. 椎动脉发自_____，向上穿_____和枕骨大孔入颅腔。

16. 掌浅弓由_____和_____吻合而成，掌深弓由_____和_____吻合而成。

17. 腹主动脉成对脏支为_____、_____和_____。

18. 腹主动脉不成对脏支为_____、_____和_____。

19. 腹腔干的分支有_____、_____和_____。

20. 肝固有动脉发出的_____动脉，沿胃小弯向左行，与_____吻合。

21. 胃十二指肠动脉在幽门后方，分为_____和_____。

22. 肠系膜下动脉的分支有_____、_____和_____。

23. 髂内动脉发出的脏支有_____、_____和_____等，发出的壁支有_____、_____和_____。

24. 股动脉在股三角内，其外侧有_____，内侧有_____伴行，主要分支是_____。

25. 头臂静脉由_____和_____在_____后方汇合而成，汇合处的夹角称为_____。

26. 上腔静脉由_____汇合而成，并有_____注入。

27. 头静脉起自_____，沿前臂桡侧、肱二头肌_____沟上行，经_____和_____之间，穿深筋膜注入_____或_____。

28. 下腔静脉由_____汇合而成，经膈的_____孔进入胸腔，注入_____。

29. 小隐静脉起自_____，经外踝_____沿小腿后面上行，最后穿深筋膜注入_____。

30. 左睾丸静脉注入_____，右睾丸静脉注入_____。

31. 肝门静脉由_____和_____在_____后方合成。

32. 淋巴管道包括_____、_____、_____和_____，淋巴器官包括_____、_____、_____和_____。

33. 乳糜池是_____的起始端，由_____和_____汇合而成，位于_____椎体的前方。

34. 右淋巴导管由_____、_____和_____汇合而成，注入_____。

35. 胸导管在汇入左静脉角之前，还收纳_____、_____和_____三条淋巴干。

36. 腋淋巴结位于腋窝内腋血管及其分支的周围，按位置可分为 5 群，即_____淋巴结、_____淋巴结、_____淋巴结、_____淋巴结和_____淋巴结。

37. 肠干由_____淋巴结、_____淋巴结和_____淋巴结的输出管汇合而成，向上注入_____。

38. 腹股沟深淋巴管位于_____根部周围，收纳_____的输出淋巴管及_____的深淋巴管，其输出淋巴管注入_____。

五、名词解释

1. 动脉

2. 体循环

3. 卵圆窝（心）

4. 动脉圆锥

5. 窦房结

6. 颈动脉窦

7. 颈动脉小球

8. 静脉角

9. 乳糜池

六、问答题

1. 试述体循环和肺循环的径途。

2. 心内血液定向流动的结构有哪些？当心脏收缩或舒张时，分别处于什么状态？

3. 简述右心房和右心室的形态结构。

4. 如何确定心的体表投影？

5. 分别叙述分布于甲状腺、肝、胆、胃、脾、十二指肠、阑尾、结肠、直肠的动脉及其来源。

6. 临床上精索静脉曲张多发生于哪一侧？为什么？

7. 某肝硬化患者因门脉高压而引起吐血、便血，请用解剖学知识解释患者因血液循环途径发生哪些变化而引起的？

8. 右臀部肌肉注射抗生素治疗胆囊炎患者，药物是经何途径到达胆囊的？

9. 右侧手背桡侧静脉点滴抗生素治疗阑尾炎患者，药物是经何途径到达阑尾的？

10. 患者口服黄连素后尿液呈黄色，药物经何途径从尿中排出体外？

11. 喝酒后，呼出的气体内含有酒味，酒精是经何途径被呼出体外的？

12. 自股动脉插管到冠状动脉进行冠状动脉造影，其途径如何？

13. 下肢大隐静脉内血栓脱落，最后梗塞于肺，此血栓通过哪些途径到肺？

14. 以表格形式列出淋巴系统的组成和淋巴管道的收集范围。

15. 胸导管的起始、行程及收集范围。

16. 胃癌患者，为什么可引起左侧锁骨上淋巴结肿大？

17. 简述脾的位置、形态和主要功能。

参 考 答 案

一、A 型选择题

1. E	2. B	3. A	4. D	5. C	6. C	7. A	8. B	9. B	10. E
11. A	12. B	13. B	14. B	15. E	16. D	17. C	18. D	19. E	20. D
21. D	22. B	23. B	24. D	25. A	26. D	27. E	28. B	29. E	30. B
31. C	32. B	33. C	34. E	35. D	36. E	37. B	38. E	39. B	40. C
41. A	42. E	43. E	44. A	45. D	46. D	47. B	48. A	49. E	50. C
51. B	52. D	53. D	54. A	55. E	56. D	57. B	58. E	59. B	60. C
61. C	62. D	63. B	64. B	65. D	66. A	67. B	68. D	69. B	70. B
71. A	72. E	73. B	74. A	75. E	76. C	77. E	78. B	79. B	80. A
81. A	82. E	83. A	84. C						

二、B 型选择题

1. B	2. E	3. A	4. D	5. A	6. B	7. A	8. B	9. E	10. D
11. A	12. B	13. D	14. C	15. D	16. D	17. B	18. A	19. A	20. B
21. C	22. D	23. A	24. B	25. E	26. A	27. C	28. A	29. D	30. D
31. C	32. A	33. E	34. B	35. C	36. E	37. D	38. B	39. B	40. B
41. C	42. B	43. D	44. A	45. B	46. D	47. C	48. C	49. D	50. A
51. B	52. C	53. C	54. C	55. E	56. D	57. A	58. A	59. D	60. B
61. B	62. A	63. E	64. D	65. C	66. B	67. D	68. D	69. C	70. B
71. E	72. A	73. C	74. B	75. B	76. C	77. E	78. A	79. A	80. C
81. B	82. E	83. D							

三、X 型选择题

1. AE	2. ABC	3. BCE	4. ABCE	5. BC
6. ABCD	7. ABCD	8. ABC	9. ABCDE	10. ACE

11. ACD	12. ABCDE	13. AD	14. ACE	15. BCE
16. ABC	17. BCE	18. ACDE	19. ABDE	20. ACDE
21. ABD	22. CE	23. ABCE	24. BCD	25. ACE
26. ABDE	27. CDE	28. ABCD	29. BC	30. CDE
31. BDE	32. AB	33. ACDE	34. ABCE	35. ABCDE
36. AD				

四、填空题

1. 心 动脉 静脉 毛细血管

2. 冠状沟 前室间沟

3. 胸肋面 膈面

4. 上腔静脉口 下腔静脉口 冠状窦口 右房室口

5. 右心房 左心室 右心室 心尖

6. 第 5 肋间隙 左锁骨中线

7. 心内膜 心肌 心外膜

8. 窦房结 房室结 房室束

9. 心膈面的冠状沟内 心大静脉 心中静脉 心小静脉

10. 升主动脉 主动脉弓 降主动脉

11. 左、右冠状动脉 头臂干 左颈总动脉 左锁骨下动脉

12. 主动脉裂孔 第 4 腰椎下缘水平

13. 甲状腺上动脉 舌动脉 面动脉 颞浅动脉 上颌动脉

14. 脑膜中动脉 上颌动脉

15. 锁骨下动脉 第 6～1 颈椎横突孔

16. 桡动脉掌浅支 尺动脉终支 尺动脉掌深支 桡动脉终支

17. 肾上腺中动脉 肾动脉 睾丸动脉（或卵巢动脉）

18. 腹腔干 肠系膜上动脉 肠系膜下动脉

19. 胃左动脉 肝总动脉 脾动脉

20. 胃右 胃左动脉

21. 胃网膜右动脉 胰十二指肠上动脉

22. 左结肠动脉 乙状结肠动脉 直肠上动脉

23. 直肠下动脉 子宫动脉 阴部内动脉 闭孔动脉 臀上动脉 臀下动脉

24. 股神经 股静脉 股深动脉

25. 颈内静脉 锁骨下静脉 胸锁关节 静脉角

26. 左、右头臂静脉 奇静脉

27. 手背静脉网桡侧部 内侧 胸大肌 三角肌 腋静脉 锁骨下静脉

28. 左、右髂总静脉 腔静脉 右心房

29. 足背静脉弓外侧端 后方 腘静脉

30. 左肾静脉 下腔静脉

31. 脾静脉 肠系膜上静脉 胰头

32. 毛细淋巴管 淋巴管 淋巴干 淋巴导管 淋巴结 脾 胸腺 腭扁桃体

33. 胸导管 左、右腰干 肠干 第 1 腰

34. 右颈干 右锁骨下干 右支气管纵隔干 右静脉角

35. 左颈干 左锁骨下干 左支气管纵隔干

36. 胸肌 外侧 肩胛下 中央 尖

37. 腹腔 肠系膜上 肠系膜下 乳糜池

38. 股静脉 腹股沟浅淋巴结 下肢 髂外淋巴结

五、名词解释

1. 动脉：是运送血液离开心的管道，在行程中不断分支，愈分愈细，最后移行为毛细血管。

2. 体循环：左心室收缩射出的血经主动脉及其各级分支，分布到全身毛细血管，并在此进行物质及气体交换，然后经各级静脉注入右心房。

3. 卵圆窝（心）：为位于房间隔右侧面下部的一卵圆形浅窝，是胚胎时期卵圆孔闭锁后的遗迹，房间隔缺损多发生于此。

4. 动脉圆锥：右心室向左上方延伸的部分逐渐变细，形似倒置的漏斗，称为动脉圆锥，其上方为肺动脉口。

5. 窦房结：位于右心耳与上腔静脉之间的心外膜深面，呈椭圆形，是心脏节律性活动的起搏点。

6. 颈动脉窦：为颈总动脉末端和颈内动脉起始处的膨大部分，壁内有压力感受器，能感受血压的变化。

7. 颈动脉小球：是一扁椭圆形小体，位于颈内动脉和颈外动脉分叉处的后方，借结缔组织连于动脉壁上，小球内有化学感受器，能感受血液中二氧化碳和氧浓度的变化。

8. 静脉角：同侧颈内静脉和锁骨下静脉在胸锁关节后方汇合成头臂静脉，汇合处所成的夹角称为静脉角，是淋巴导管注入处。

9. 乳糜池：是由左、右腰干和肠干汇合而成的梭形膨大，位于第 1 腰椎椎体前面，是胸导管的起始端。

六、问答题

1. 体循环又称大循环，起于左心室，经主动脉及其各级分支到达全身的毛细血管，血液在此与周围组织、细胞进行物质和气体交换，再经各级静脉返回右心房。体循环的特点是压力高、行程长、流经范围广。

肺循环又称小循环，起于右心室，经肺动脉及其各级分支到达肺泡周围的毛细血管网，血液在此进行气体交换后，再经肺静脉进入左心房。肺循环的特点是压力较低、行程短、血液只经过肺。

2. 保持心内血液定向流动的结构有二尖瓣、三尖瓣、主动脉瓣和肺动脉瓣。二尖瓣位于左房室口周围，三尖瓣位于右房室口周围，主动脉瓣位于主动脉口周围，肺动脉

瓣位于肺动脉口周围。

当心脏收缩时，二尖瓣和三尖瓣关闭，主动脉瓣和肺动脉瓣开放。当心脏舒张时，二尖瓣和三尖瓣开放，主动脉瓣和肺动脉瓣关闭。

3. 右心房有3个入口：上腔静脉口，下腔静脉口和冠状窦口，它们分别引导人体上、下半身和心壁的血液汇入右心房；1个出口：右房室口，右心房的血液由此流入右心室。右心房的后内侧壁有房间隔，其下部有一卵圆窝。

右心室的入口即右房室口，周缘附有三尖瓣，并被数条腱索连到乳头肌上。右心室向左上方延伸的部分称动脉圆锥。右心室的出口为肺动脉口，周围附有肺动脉瓣。

4. 心在胸前壁的体表投影常采用4点及其连线来确定：①左上点在左侧第2肋软骨下缘，距胸骨左缘1.2cm处；②右上点在右侧第3肋软骨上缘，距胸骨右缘1cm处；③左下点即心尖部位，在左侧第5肋间隙、距前正中线7~9cm处（或左侧锁骨中线内侧1~2cm）处；④右下点在右侧第6胸肋关节处。

左上点、右上点的连线为心上界，左下点、右下点的连线为心下界，右上点、右下点间微凸向右的连线为心右界，左上点、左下点间微凸向左的连线为心左界。

5. 分布于甲状腺的动脉为甲状腺上、下动脉，甲状腺上动脉来自颈外动脉，甲状腺下动脉来自甲状颈干。

分布于肝的动脉分为左支和右支，来自肝固有动脉。

分布于胆的动脉为胆囊动脉，来自肝固有动脉分出的右支。

分布于胃的动脉为胃左动脉、胃右动脉、胃网膜左动脉、胃网膜右动脉和胃短动脉，胃左动脉来自腹腔干，胃右动脉来自肝固有动脉，胃网膜左动脉来自脾动脉，胃网膜右动脉来自胃十二指肠动脉，胃短动脉来自脾动脉。

分布于脾的动脉为脾支，来自脾动脉。

分布于十二指肠的动脉有胰十二指肠上、下动脉，胰十二指肠上动脉来自胃十二指肠动脉，胰十二指肠下动脉来自肠系膜上动脉。

分布于阑尾的动脉为阑尾动脉，来自回结肠动脉。

分布于结肠的动脉有回结肠动脉、右结肠动脉、中结肠动脉、左结肠动脉和乙状结肠动脉，回结肠动脉、右结肠动脉、中结肠动脉来自肠系膜上动脉，左结肠动脉、乙状结肠动脉来自肠系膜下动脉。

分布于直肠的动脉为直肠上、下动脉，直肠上动脉来自肠系膜下动脉，直肠下动脉来自髂内动脉。

6. 多发生在左侧。因为左、右睾丸静脉的注入部位和形式不同：右侧的睾丸静脉以锐角直接注入下腔静脉，而左侧睾丸静脉以直角注入左肾静脉。

7. 正常情况下，腹腔不成对脏器（除肝外）的静脉血经肝门静脉入肝，最后经肝静脉入下腔静脉。门脉高压的肝硬化患者，血液流经侧支循环：（1）肝门静脉→胃左静脉→食管静脉丛→食管静脉→奇静脉→上腔静脉。由于血液大量逆流，可造成食管黏膜下静脉曲张，当吞咽粗糙食物或其他原因引起血管破裂，血液由食管下段→喉咽→口咽→咽峡→口腔→口裂→呕血。（2）肝门静脉→脾静脉→肠系膜下静脉→直肠上静脉

→直肠静脉丛→直肠下静脉、肛静脉→髂内静脉→髂总静脉→下腔静脉。由于血液大量逆流，可造成直肠静脉丛曲张，排便摩擦或其他原因引起血管破裂，血液由直肠→肛管→肛门→便血。

8. 抗生素→右臀部→右臀上、下静脉→右髂内静脉→右髂总静脉→下腔静脉→右心房→右心室→肺动脉→肺泡毛细血管网→肺静脉→左心房→左心室→升主动脉→主动脉弓→胸主动脉→腹主动脉→腹腔干→肝总动脉→肝固有动脉→右支→胆囊动脉→胆囊。

9. 抗生素→右手背桡侧静脉→右头静脉→右腋静脉→右锁骨下静脉→右头臂静脉→上腔静脉→右心房→右心室→肺动脉→肺泡毛细血管网→肺静脉→左心房→左心室→升主动脉→主动脉弓→胸主动脉→腹主动脉→肠系膜上动脉→回结肠动脉→阑尾动脉→阑尾。

10. 黄连素→口腔→咽→食管→胃→小肠→肠系膜上静脉→肝门静脉→肝→肝静脉→下腔静脉→右心房→右心室→肺动脉→肺泡毛细血管网→肺静脉→左心房→左心室→升主动脉→主动脉弓→胸主动脉→腹主动脉→肾动脉→肾→输尿管→膀胱→尿道→体外。

11. 酒→口腔→咽→食管→胃（胃周围的静脉）→小肠→肠系膜上静脉→肝门静脉→肝→肝静脉→下腔静脉→右心房→右心室→肺动脉→肺泡毛细血管→肺泡→肺内各级支气管→左、右主支气管→气管→喉→咽→鼻（或口）→体外

12. 插管→股动脉→髂外动脉→髂总动脉→腹主动脉→胸主动脉→主动脉弓→升主动脉→左、右冠状动脉。

13. 血栓→大隐静脉→股静脉→髂外静脉→髂总静脉→下腔静脉→右心房→右心室→肺动脉→肺。

14. 淋巴系统的组成和淋巴管道的收集范围：

组　　成			收 集 范 围
淋巴系统	淋巴管道	毛细淋巴管	组织间隙
		淋巴管	由毛细淋巴管汇合而成
		淋巴干　左、右颈干	头颈部
		左、右锁骨下干	上肢
		左、右支气管纵隔干	胸部
		左、右腰干	下肢、盆部、腹部成对脏器
		肠干	腹腔不成对脏器
		淋巴导管　右淋巴导管	全身右上1/4部位
		胸导管	全身3/4部位
	淋巴器官	淋巴结、脾、腭扁桃体、胸腺等	
	淋巴组织	分布于消化管和呼吸道的管壁内	

15. 胸导管是全身最粗大的淋巴管道，长约30～40cm。其下端起自乳糜池。乳糜池位于第1腰椎体的前面，由左、右腰干及肠干汇合而成。

　　胸导管向上经主动脉裂孔入胸腔，沿脊柱右前方上行，至第 5 胸椎高度向左侧斜行，然后沿脊柱左前方上行，出胸廓上口至颈根部，呈弓形弯曲注入左静脉角。在注入静脉角之前胸导管还接纳左颈干、左锁骨下干和左支气管纵隔干的淋巴。

　　胸导管收集双下肢、盆部、腹部、左半胸部、左上肢和左半头颈部的淋巴，即全身 3/4 的淋巴。

　　16. ①颈外侧深淋巴结除了位于颈内静脉周围外，其下段的淋巴结还延伸到锁骨上方，称锁骨上淋巴结。颈外侧深淋巴结的输出管形成颈干。②胃的淋巴引流经过局部淋巴结，最后汇入腹腔淋巴结，经过肠干，注入乳糜池，然后顺胸导管在左静脉角处回流入静脉。③因左颈干汇入胸导管处缺少瓣膜，胃癌细胞发生淋巴转移时，可能在此处由胸导管逆流入左颈干，再至锁骨上淋巴结，导致左锁骨上淋巴结肿大。

　　17. 脾位于左季肋区，与第 9 ~ 11 肋相对应，脾的长轴与第 10 肋一致。正常时在左肋弓下不能触及脾脏。

　　脾略呈扁椭圆形，暗红色，质软而脆。脾可分为膈、脏两面，前、后两端和上、下两缘。脾的上缘较锐利，一般有 2 ~ 3 个脾切迹。脾下缘较钝。脾膈面凸隆，脏面中央处有脾门，是脾血管等出入处。

　　脾具有造血、滤血、清除衰老血细胞及参与免疫反应等功能。

第七章　内分泌系统 ▷▷▷▷

一、A 型选择题

1. 内分泌系统（　　）
   A. 由内分泌器官组成　　　　　　　　　B. 所有的内分泌腺都无排泄管
   C. 内分泌腺即小消化腺　　　　　　　　D. 内分泌激素即性激素
   E. 不同的内分泌腺分泌相同的激素

2. 属内分泌组织的是（　　）
   A. 肾上腺　　　　　　　　　　　　　　B. 甲状旁腺
   C. 胰岛　　　　　　　　　　　　　　　D. 松果体
   E. 垂体

3. 属内分泌器官的是（　　）
   A. 胰腺　　　　　　　　　　　　　　　B. 卵巢
   C. 前列腺　　　　　　　　　　　　　　D. 肾上腺
   E. 睾丸

4. 下面叙述中，正确的是（　　）
   A. 甲状腺分泌甲状旁腺激素　　　　　　B. 肾上腺皮质分泌肾上腺素
   C. 腺垂体分泌生长激素　　　　　　　　D. 神经垂体合成抗利尿激素
   E. 碘是合成甲状旁腺激素的重要原料

5. 甲状腺（　　）
   A. 贴于喉的两侧　　　　　　　　　　　B. 两侧有颈动脉鞘相邻
   C. 主要作用是合成碘　　　　　　　　　D. 多分为两叶、甲状腺峡和锥状叶
   E. 甲状腺峡多位于 2~4 气管软骨环前方

6. 垂体（　　）
   A. 位于颅前窝内
   B. 合成抗利尿激素
   C. 腺垂体分泌的激素由神经垂体贮存和释放
   D. 神经垂体贮存和释放的激素来自下丘脑
   E. 可调节松果体的分泌

7. 甲状旁腺（　　）

A. 左、右各一个　　　　　　　　B. 右侧呈三角形，左侧呈半月形

C. 位于甲状腺前方　　　　　　　D. 功能与甲状腺相同

E. 可调节钙的代谢

二、B 型选择题

A. 甲状腺　　B. 甲状旁腺　　C. 胸腺　　D. 垂体　　E. 肾上腺

1. 成年后逐渐萎缩的器官是（　　）

2. 位于颅腔内的器官是（　　）

3. 位于腹腔内的器官是（　　）

三、X 型选择题

1. 内分泌腺（　　）

A. 又称为内分泌器官　　　　　　B. 均为无管腺

C. 分泌物通称为激素　　　　　　D. 分泌物作用于靶细胞或靶器官

E. 对机体的调节称为体液调节

2. 甲状腺（　　）

A. 是人体最复杂的内分泌器官

B. 分左、右侧叶及甲状腺峡

C. 有些人可能有锥状叶

D. 甲状腺峡多位于 2~4 气管软骨环前方

E. 分泌物为甲状旁腺激素

3. 肾上腺（　　）

A. 皮质能分泌盐皮质激素　　　　B. 皮质能分泌糖皮质激素

C. 髓质能分泌性激素　　　　　　D. 髓质能分泌肾上腺素

E. 髓质能分泌去甲肾上腺素

4. 腺垂体分泌的激素不包括（　　）

A. 生长激素　　　　　　　　　　B. 催乳素

C. 促甲状腺激素　　　　　　　　D. 抗利尿激素

E. 催产素

四、填空题

1. 内分泌腺又称 _____；内分泌腺的分泌物称 _____，直接进入 _____或_____，然后运送到全身。

2. 人体重要的内分泌器官有_____、_____、_____、_____和_____等，其中成年后已萎缩的有_____和_____。

3. 肾上腺位于_____的上端、_____之后，左肾上腺近似_____形，右肾上腺呈_____形，肾上腺实质可分为_____和_____两部分。

五、名词解释

1. 内分泌腺

2. 甲状腺峡

六、问答题

1. 简述内分泌腺的特点。

2. 甲状旁腺位于何处？

3. 肾上腺位于何处？可分泌哪些激素？

参 考 答 案

一、A 型选择题

1. B   2. C   3. D   4. C   5. E   6. D   7. E

二、B 型选择题

1. C   2. D   3. E

三、X 型选择题

1. BCDE   2. BCD   3. ABDE   4. DE

四、填空题

1. 无管腺   激素   血液   淋巴

2. 甲状腺　甲状旁腺　肾上腺　垂体　胸腺　松果体　胸腺　松果体

3. 两肾　腹膜　半月　三角　皮质　髓质

五、名词解释

1. 内分泌腺：内分泌腺是指无排泄导管的腺体，又称无管腺。其分泌物称激素，直接渗入血液或淋巴液，随血液循环运送到全身。

2. 甲状腺峡：甲状腺峡为甲状腺的一部分，连于左、右甲状腺侧叶下部之间，多位于 2～4 气管软骨环前方。

六、问答题

1. 内分泌腺与外分泌腺的本质性区别是没有排泄导管，又称无管腺。内分泌腺的分泌物称为激素，直接渗入血液或淋巴液，然后随血液循环运送到全身。激素作用的特异性强，所作用的细胞或器官称该激素的靶细胞或靶器官。激素对机体的新陈代谢、生长发育和维持机体内环境稳定起着重要的作用，这种调节称体液调节。

2. 甲状旁腺为扁椭圆形，绿豆大小的腺体，共有上、下两对。上甲状旁腺一般在甲状腺左、右侧叶后方上、中 1/3 交界处的结缔组织中；下甲状旁腺多位于甲状腺左、右叶后下端甲状腺下动脉附近。

3. 肾上腺分别位于两侧肾上端的内上方，腹膜之后，与肾共同包埋在肾脂肪囊内。肾上腺可分为浅层的皮质和深层的髓质，皮质可分泌盐皮质激素、糖皮质激素和性激素，髓质可分泌肾上腺素和去甲肾上腺素。

第八章　感　觉　器 ▷▷▷▷

一、A 型选择题

1. 眼球壁（　　）
   A. 内层为纤维膜
   B. 中层为色素膜
   C. 外层为角膜和巩膜
   D. 虹膜属于脉络膜
   E. 视网膜位于最后部

2. 角膜（　　）
   A. 表面覆盖有结膜
   B. 占纤维膜的前 5/6
   C. 毛细血管丰富
   D. 感觉神经末梢丰富
   E. 曲度较小

3. 巩膜静脉窦（　　）
   A. 位于巩膜内
   B. 位于虹膜内
   C. 位于角膜内
   D. 与房水的产生有关
   E. 是一环形的管道

4. 虹膜（　　）
   A. 中央有一瞳孔
   B. 位于睫状体和晶状体之间
   C. 属于眼球的外膜
   D. 无色透明
   E. 是产生房水的部位

5. 瞳孔缩小的原因，可能是由于（　　）
   A. 睫状肌收缩
   B. 晶状体变厚
   C. 眼轮匝肌收缩
   D. 瞳孔开大肌收缩
   E. 副交感神经兴奋

6. 视网膜（　　）
   A. 包括脉络膜和虹膜
   B. 由感光细胞构成
   C. 视部贴在睫状体内面
   D. 盲部无感光作用
   E. 紧贴巩膜内面

7. 视神经盘（　　）
   A. 是视神经的起始处
   B. 是节细胞的胞体集中处
   C. 是感光最敏感处
   D. 是视网膜盲部

E. 位于黄斑的颞侧

8. 睫状肌收缩时（　　）

    A. 睫状小带紧张　　　　　　　　　　B. 可视近物

    C. 使晶状体变薄　　　　　　　　　　D. 角膜曲度减小

    E. 房水增多

9. 眼的屈光装置不包括（　　）

    A. 角膜　　　　　　　　　　　　　　B. 房水

    C. 瞳孔　　　　　　　　　　　　　　D. 晶状体

    E. 玻璃体

10. 眼睑（　　）

    A. 上睑和下睑共称为睑裂　　　　　　B. 睑裂的内侧称内眦

    C. 睑板腺的囊肿称麦粒肿　　　　　　D. 内面覆有球结膜

    E. 睫毛腺的急性炎症称霰粒肿

11. 外耳道（　　）

    A. 是通向鼓室的通道　　　　　　　　B. 皮下组织丰富

    C. 外侧2/3为软骨部　　　　　　　　D. 与颅内的内耳门相通

    E. 将耳郭向后上方牵拉可使其变直

12. 鼓膜（　　）

    A. 为白色透明的薄膜　　　　　　　　B. 位于外耳道与内耳道之间

    C. 中央向外凸，称鼓膜脐　　　　　　D. 光锥在鼓膜脐的前下方

    E. 与外耳道呈直角

13. 鼓室的外侧壁是（　　）

    A. 鼓膜壁　　　　　　　　　　　　　B. 鼓室盖

    C. 乳突壁　　　　　　　　　　　　　D. 颈动脉壁

    E. 迷路壁

14. 咽鼓管的鼓室口，开口于鼓室的（　　）

    A. 后壁　　　　　　　　　　　　　　B. 前壁

    C. 外侧壁　　　　　　　　　　　　　D. 内侧壁

    E. 下壁

15. 听小骨链由外侧向内侧依次为（　　）

    A. 砧骨、锤骨、镫骨　　　　　　　　B. 镫骨、锤骨、砧骨

    C. 镫骨、砧骨、锤骨　　　　　　　　D. 砧骨、镫骨、锤骨

    E. 锤骨、砧骨、镫骨

16. 内耳（　　）

    A. 特指骨迷路　　　　　　　　　　　B. 特指膜迷路

    C. 骨迷路和膜迷路之间有外淋巴　　　D. 膜迷路内含外淋巴

    E. 内、外淋巴经蜗孔相通

17. 耳蜗 （　　　）
    A. 蜗顶朝向前内
    B. 蜗底朝前外
    C. 蜗轴由骨密质构成
    D. 位于前庭的后上方
    E. 由蜗螺旋管围绕蜗轴旋转两圈半构成

18. 蜗管 （　　　）
    A. 借连合管与椭圆囊相通
    B. 借蜗窗通乳突小房
    C. 借前庭窗通鼓室
    D. 与咽鼓管相移行
    E. 横断面为三角形，位于前庭阶与鼓阶之间

19. 能感受旋转变速运动刺激的是 （　　　）
    A. 球囊斑
    B. 壶腹嵴
    C. 螺旋器
    D. 椭圆囊斑
    E. 蜗管

20. 听觉感受器是 （　　　）
    A. 球囊斑
    B. 壶腹嵴
    C. 螺旋器
    D. 椭圆囊斑
    E. 鼓膜

二、B 型选择题

    A. 纤维膜　　B. 角膜　　C. 血管膜　　D. 脉络膜　　E. 视网膜
1. 睫状体属于 （　　　）
2. 瞳孔括约肌属于 （　　　）
3. 位于眼球壁外层的是 （　　　）
4. 眼球壁的中层是 （　　　）

    A. 瞳孔　　B. 角膜　　C. 房水　　D. 晶状体　　E. 玻璃体
5. 与光线通过无关的结构是 （　　　）
6. 调节视物远近的结构是 （　　　）
7. 睫状体调节的结构是 （　　　）
8. 对视网膜起支撑作用的结构是 （　　　）

    A. 中央凹　　B. 视神经盘　　C. 结膜　　D. 巩膜静脉窦　　E. 睫状体
9. 被称为生理盲点的部位是 （　　　）
10. 感光最敏锐处是 （　　　）
11. 房水回流的通道是 （　　　）
12. 房水产生的部位是 （　　　）

    A. 沙眼　　B. 麦粒肿　　C. 青光眼　　D. 白内障　　E. 视网膜剥离
13. 房水循环障碍可引起 （　　　）
14. 结膜的病变是 （　　　）

15. 眼睑的病变是 （　　　）
16. 晶状体的病变是 （　　　）

    A. 听小骨　　　B. 壶腹嵴　　　C. 椭圆囊斑和球囊斑　　　　D. 螺旋器　　　E. 外耳

17. 将声波的振动传入内耳的结构是 （　　　）
18. 基底膜上有 （　　　）
19. 能感受头部静止的位置刺激 （　　　）
20. 能感受头部旋转变速运动的刺激 （　　　）

三、X 型选择题

1. 无血管分布的是 （　　　）
    A. 角膜　　　　　　　　　　　　　　B. 虹膜
    C. 睫状体　　　　　　　　　　　　　D. 晶状体
    E. 玻璃体

2. 眼球血管膜包括 （　　　）
    A. 角膜　　　　　　　　　　　　　　B. 虹膜
    C. 巩膜　　　　　　　　　　　　　　D. 睫状体
    E. 脉络膜

3. 瞳孔 （　　　）
    A. 是角膜中央的一个孔　　　　　　　B. 有屈光作用
    C. 受瞳孔括约肌调节　　　　　　　　D. 受瞳孔开大肌调节
    E. 受睫状肌调节

4. 睫状体 （　　　）
    A. 位于虹膜的后方　　　　　　　　　B. 中央有一孔为瞳孔
    C. 舒张时可视远物　　　　　　　　　D. 是产生房水的部位
    E. 能调节晶状体的屈度

5. 视网膜上无感光作用的部位是 （　　　）
    A. 视神经盘　　　　　　　　　　　　B. 黄斑
    C. 中央凹　　　　　　　　　　　　　D. 视网膜虹膜部
    E. 视网膜睫状体部

6. 视网膜中的感光细胞是 （　　　）
    A. 视锥细胞　　　　　　　　　　　　B. 视杆细胞
    C. 双极细胞　　　　　　　　　　　　D. 节细胞
    E. 色素细胞

7. 黄斑 （　　　）
    A. 位于视神经盘的颞侧　　　　　　　B. 位于视网膜的视部
    C. 有视网膜中央血管通过　　　　　　D. 是感光最敏感处
    E. 是节细胞的集中处

8. 眼球内容物包括 （　　）
    A. 房水   B. 晶状体
    C. 睫状体   D. 玻璃体
    E. 虹膜

9. 房水 （　　）
    A. 由睫状体产生   B. 无色透明
    C. 有屈光作用   D. 有维持眼内压的作用
    E. 经眼静脉回流

10. 晶状体 （　　）
    A. 呈乳白色   B. 为凸透镜样结构
    C. 受睫状肌调节   D. 屈度可调节
    E. 血管丰富

11. 结膜 （　　）
    A. 覆盖上、下睑的内面   B. 覆盖角膜表面
    C. 薄而透明   D. 富有血管
    E. 相互移行处称结膜囊

12. 关于泪器的描述，正确的是 （　　）
    A. 泪腺位于泪腺窝内   B. 泪点位于上、下睑缘内侧端
    C. 泪囊上端为盲端   D. 鼻泪管开口于中鼻道
    E. 由泪腺、泪道和泪液组成

13. 眼外肌的作用是 （　　）
    A. 上斜肌使瞳孔转向下外方   B. 下斜肌使瞳孔转向上外方
    C. 上直肌使瞳孔转向上内方   D. 外直肌使瞳孔转向外侧
    E. 下直肌使瞳孔转向下内方

14. 鼓膜 （　　）
    A. 是一层浆膜   B. 位于内耳与外耳之间
    C. 是半透明的薄膜   D. 上 1/4 为松弛部
    E. 中央向内凹陷为鼓膜脐

15. 中耳包括 （　　）
    A. 鼓室   B. 乳突小房
    C. 半规管   D. 前庭
    E. 咽鼓管

16. 鼓室 （　　）
    A. 借咽鼓管与鼻咽相通   B. 内有 3 块听小骨
    C. 位于颞骨岩部内   D. 内侧面与面神经隔以骨性管壁
    E. 向后经乳突窦与乳突小房相通

17. 骨迷路包括 （　　）

A. 骨半规管　　　　　　　　　　B. 前庭

C. 鼓室　　　　　　　　　　　　D. 乳突小房

E. 耳蜗

18. 膜迷路包括（　　　）

A. 蜗管　　　　　　　　　　　　B. 球囊

C. 椭圆囊　　　　　　　　　　　D. 膜半规管

E. 耳蜗

19. 位觉感受器有（　　　）

A. 球囊斑　　　　　　　　　　　B. 椭圆囊斑

C. 壶腹嵴　　　　　　　　　　　D. 螺旋器

E. 听小骨

四、填空题

1. 感觉器由_____及其_____构成。

2. 感受器根据所在部位和接受刺激的来源，可分为_____、_____和_____三类。

3. 眼球血管膜由前向后可分为_____、_____和_____三部分。

4. 能使瞳孔缩小的是_____肌，受_____神经支配；能使瞳孔开大的是_____肌，受_____神经支配。

5. 视网膜神经细胞层的最外层是_____，中层是_____，内层是_____。

6. 视网膜上感光最敏感的部位是_____，生理性盲点是_____。

7. 眼的屈光装置包括_____、_____、_____和_____。

8. 视近物时，睫状肌_____，睫状小带_____，晶状体_____，屈光能力_____。

9. 房水由_____产生，自_____经_____流入_____，再经虹膜角膜角隙汇入_____，最后汇入_____。

10. 眼副器包括_____、_____、_____和_____。

11. 泪道包括_____、_____、_____和_____。

12. 上斜肌收缩使瞳孔转向_____，下斜肌收缩使瞳孔转向_____。

13. 外耳包括_____、_____和_____；中耳包括_____、_____、_____和_____；内耳又称为_____，包括_____和_____。

14. 构成听骨链的听小骨依次是_____、_____和_____。

15. 鼓室内侧壁中部隆凸，称_____；其后上方的孔称_____，被_____封闭；其后下方的孔称_____，被_____封闭。

16. 骨迷路分为_____、_____和_____三部分；膜迷路包括

_____、_____、_____和_____。

17. 听觉感受器位于_____，位觉感受器位于_____、_____和_____。

五、名词解释

1. 感觉器

2. 巩膜静脉窦

3. 视神经盘

4. 黄斑（中央凹）

5. 鼓膜

六、问答题

1. 用眼底镜做眼底检查，能看到哪些结构？

2. 试述房水的产生及回流途径。

3. 翻开眼睑检查时，能看到眼前部哪些结构？

4. 写出光线进入眼内转化成视觉冲动所经过的解剖路径。

5. 眼病患者用氯霉素眼药水滴眼后，有时会感到口腔后部有苦味，为什么？

6. 为何婴幼儿在患上呼吸道感染后较易继发中耳炎？

7. 声波是如何传到大脑并产生听觉的？

参 考 答 案

一、A 型选择题

1. C　　2. D　　3. E　　4. A　　5. E　　6. D　　7. A　　8. B　　9. C　　10. B
11. E　　12. D　　13. A　　14. B　　15. E　　16. C　　17. E　　18. E　　19. B　　20. C

二、B 型选择题

1. C　　2. C　　3. A　　4. C　　5. A　　6. D　　7. D　　8. E　　9. B　　10. A
11. D　　12. E　　13. C　　14. A　　15. B　　16. D　　17. A　　18. D　　19. C　　20. B

三、X 型选择题

1. ADE　　　2. BDE　　　3. CD　　　4. ACDE　　　5. ADE
6. AB　　　7. ABD　　　8. ABD　　　9. ABCDE　　　10. BCD
11. ACD　　　12. ABC　　　13. ABCDE　　　14. CDE　　　15. ABE
16. ABCDE　　　17. ABE　　　18. ABCD　　　19. ABC

四、填空题

1. 感受器　副器

2. 外感受器　内感受器　本体感受器

3. 虹膜　睫状体　脉络膜

4. 瞳孔括约　副交感　瞳孔开大　交感

5. 视锥细胞和视杆细胞（或感光细胞）　双极细胞　节细胞

6. 黄斑的中央凹　视神经盘

7. 角膜　房水　晶状体　玻璃体

8. 收缩　放松　变凸　增强

9. 睫状体　眼后房　瞳孔　眼前房　巩膜静脉窦　眼静脉

10. 眼睑　结膜　泪器　眼球外肌

11. 泪点　泪小管　泪囊　鼻泪管

12. 外下方　外上方

13. 耳郭　外耳道　鼓膜　鼓室　咽鼓管　乳突窦　乳突小房　迷路　骨迷路　膜迷路

14. 锤骨　砧骨　镫骨

15. 岬　前庭窗　镫骨底　蜗窗　第二鼓膜

16. 前庭　骨半规管　耳蜗　椭圆囊　球囊　膜半规管　蜗管

17. 螺旋器　球囊　椭圆囊　壶腹嵴

五、名词解释

1. 感觉器：由感受器及其副器组成，能接受刺激，并将刺激转化为神经冲动。

2. 巩膜静脉窦：为角膜和巩膜交界处深面的环形管道，是房水回流的通道。

3. 视神经盘：在视神经起始处有一境界清楚呈圆盘状的结构，称视神经盘，其中央有视网膜中央血管穿过，无感光作用，又称生理性盲点。

4. 黄斑（中央凹）：在视神经盘的颞侧 3.5mm 处有一黄色小区，称为黄斑，黄斑中央的凹陷称中央凹，是感光最敏锐处。

5. 鼓膜：位于外耳道底和鼓室之间，为椭圆形半透明的薄膜，向前外倾斜，与外耳道成 45°～50°夹角。

六、问答题

1. 视网膜后部，眼科称为眼底。用眼底镜做眼底检查，能看到主要结构有：视神经盘、视网膜中央动脉和静脉、黄斑、中央凹等。

2. 房水由睫状体产生，由眼后房经瞳孔到眼前房，再经虹膜角膜角渗入到巩膜静脉窦，最后汇入眼静脉。

3. 可见的结构有：角膜、结膜、巩膜、虹膜、瞳孔、泪点等。

4. 光线→角膜→房水→瞳孔→晶状体→玻璃体→视锥细胞和视杆细胞→双极细胞→节细胞→视神经。

5. 氯霉素眼药水→结膜囊→上、下泪小点→泪小管→泪囊→鼻泪管→下鼻道→鼻后孔→鼻咽部→口咽部→咽峡→舌根（其表面黏膜有味蕾）。

6. 鼻咽部外侧壁有一咽鼓管咽口通中耳鼓室，且黏膜互相延续。幼儿由于咽鼓管较成人短而水平，腔较大，故咽部的感染易沿咽鼓管侵入鼓室，引起中耳炎。

7. 声波→外耳道→鼓膜→听骨链（锤骨→砧骨→镫骨）→前庭窗→前庭阶的外淋巴→前庭膜→蜗管的内淋巴→螺旋器→蜗神经→听觉中枢。

第九章　神经系统 ▷▷▷▷

一、A 型选择题

1. 神经系统根据其位置可区分为（　　　）
   A. 脑神经和脊神经
   B. 中枢神经和周围神经
   C. 躯体神经和内脏神经
   D. 交感神经和副交感神经
   E. 脑和脊髓

2. 中枢神经系统包括（　　　）
   A. 脑神经和脊神经
   B. 脊髓和脊神经
   C. 脑和脑神经
   D. 脑和周围神经
   E. 脑和脊髓

3. 内脏神经（　　　）
   A. 分布于内脏、心血管和腺体
   B. 分布于心肌、平滑肌和腺体
   C. 为交感神经和副交感神经的总称
   D. 内脏运动神经是交感神经
   E. 内脏感觉神经是副交感神经

4. 神经节通常位于（　　　）
   A. 中枢神经系统内
   B. 周围神经系统内
   C. 有的在中枢神经系统内，有的在周围神经系统内
   D. 只存在于躯体神经的周围部
   E. 只存在于内脏神经的周围部

5. 假单极神经元（　　　）
   A. 为感觉神经元
   B. 为联络神经元
   C. 中枢突构成脊髓丘脑束
   D. 胞体位于脑和脊髓中
   E. 周围突构成脊神经中的交感纤维

6. 成人脊髓下端平对（　　　）
   A. 第 1 骶椎水平
   B. 第 1 腰椎下缘水平
   C. 第 3 腰椎下缘水平
   D. 第 4 腰椎下缘水平
   E. 第 5 腰椎下缘水平

7. 脊髓（　　　）

A. 与椎管等长　　　　　　　　　　B. 全长呈圆柱形，粗细一致

C. 后面有一条深的后正中裂　　　　D. 前面有一条浅的前正中沟

E. 前、后外侧沟内均有脊神经根丝出入

8. 关于脊髓的描述，错误的是（　　　）

A. 下端变细为脊髓圆锥

B. 末端向下延伸为马尾

C. 新生儿脊髓下端平第 3 腰椎

D. 前、后外侧沟内均有成排的脊神经根丝出入

E. 可分为 31 个脊髓节段

9. 终丝（　　　）

A. 为神经组织　　　　　　　　　　B. 为脊神经根丝

C. 为脊髓圆锥末端的细丝　　　　　D. 由神经纤维构成

E. 由软脊膜延伸而成

10. 关于脊神经前根纤维的描述，错误的是（　　　）

A. 31 对脊神经前根纤维属运动性神经

B. 31 对脊神经前根的躯体运动纤维都来自前角细胞

C. $T_1 \sim L_3$ 前根还含有交感神经节前纤维

D. S_{2-4} 前根还含有副交感神经节前纤维

E. 脊神经前根的交感纤维来自交感干神经节

11. 脊髓第 7 胸髓节段受损，可考虑何处椎骨损伤（　　　）

A. 第 5 胸椎　　　　　　　　　　　B. 第 6 胸椎

C. 第 7 胸椎　　　　　　　　　　　D. 第 8 胸椎

E. 第 9 胸椎

12. 脊髓灰质（　　　）

A. 全部脊髓节段都有前角、后角和侧角

B. 后角细胞是运动神经元

C. 前、后角细胞是感觉神经元

D. 侧角细胞是交感神经元

E. 侧角细胞是副交感神经元

13. 皮质脊髓侧束纤维交叉的部位在（　　　）

A. 内囊的白质密集区　　　　　　　B. 中脑的大脑脚底

C. 脑干的结合臂　　　　　　　　　D. 延髓的下端

E. 相应节段的脊髓白质前连合

14. 经脊髓白质前连合交叉至对侧的纤维束是（　　　）

A. 皮质脊髓束　　　　　　　　　　B. 脊髓丘脑束

C. 红核脊髓束　　　　　　　　　　D. 薄束

E. 楔束

15. $S_{2\sim4}$ 节段内 （　　）

  A. 有楔束，无薄束   B. 有交感神经元

  C. 有副交感神经元   D. 无皮质脊髓束

  E. 无脊髓丘脑束

16. 在下胸段脊髓节段切面上，缺如的是 （　　）

  A. 脊髓侧角   B. 薄束

  C. 楔束   D. 皮质脊髓束

  E. 脊髓丘脑束

17. 薄束传导 （　　）

  A. 下肢精细触觉   B. 上肢精细触觉

  C. 上肢本体觉   D. 上肢温度觉

  E. 下肢痛觉

18. 脊髓丘脑侧束传导 （　　）

  A. 同侧躯干和四肢的痛、温觉 B. 对侧躯干和四肢的痛、温觉

  C. 同侧躯干和四肢的粗触觉 D. 对侧躯干和四肢的粗触觉

  E. 对侧躯干和四肢的痛、温、粗触觉

19. 有关脊神经纤维成分的描述，错误的是 （　　）

  A. 躯体运动纤维来源于前角运动神经元

  B. 交感纤维来源于侧角细胞

  C. 副交感纤维来源于骶副交感神经元

  D. 内脏感觉纤维来源于交感干神经节细胞

  E. 躯体感觉纤维来源于脊神经节细胞

20. 31 对脊神经的性质 （　　）

  A. 前根是感觉性的   B. 后根是运动性的

  C. 前支是运动性的   D. 后支是感觉性的

  E. 出椎间孔后的脊神经是混合性的

21. 每条脊神经前根内均有 （　　）

  A. 躯体运动纤维   B. 交感神经纤维

  C. 副交感神经纤维   D. 躯体感觉纤维

  E. 内脏感觉纤维

22. 枕大神经的纤维来自 （　　）

  A. 第 1 颈神经后支   B. 第 2 颈神经后支

  C. 第 3 颈神经后支   D. 第 1 颈神经前支

  E. 第 2 颈神经前支

23. 不属于颈丛皮支的是 （　　）

  A. 枕小神经   B. 枕大神经

  C. 颈横神经   D. 锁骨上神经

E. 耳大神经

24. 膈神经（　　）

A. 是臂丛的一个重要分支

B. 为肌支，属运动性神经

C. 穿斜角肌间隙下行

D. 右侧膈神经还分布到肝和胆囊表面的浆膜

E. 沿肺根后方，心包两侧，下降至膈

25. 臂丛外侧束单独发出的神经是（　　）

A. 尺神经　　　　　　　　　　　　B. 正中神经

C. 桡神经　　　　　　　　　　　　D. 肌皮神经

E. 腋神经

26. 有关肌皮神经的描述，错误的是（　　）

A. 发自臂丛外侧束　　　　　　　　B. 向外斜穿喙肱肌

C. 在肱二头肌与肱肌之间下行　　　D. 支配肱二头肌、喙肱肌和肱肌

E. 向下延续为前臂内侧皮神经

27. 有关正中神经的描述，错误的是（　　）

A. 在臂部不分支

B. 在臂部与肱动脉伴行

C. 由臂丛内侧束和外侧束的两根合成

D. 支配除肱桡肌、尺侧腕屈肌和指深屈肌尺侧半以外的所有前臂肌前群

E. 支配全部手肌

28. 正中神经损伤后，其表现不包括（　　）

A. 前臂不能旋前　　　　　　　　　B. 屈腕能力减弱

C. 拇指不能对掌　　　　　　　　　D. 不能伸指

E. 鱼际肌萎缩

29. 关于桡神经的描述，错误的是（　　）

A. 发自后束　　　　　　　　　　　B. 经肱骨桡神经沟

C. 浅支与桡动脉伴行　　　　　　　D. 浅支分布于手背桡侧半皮肤

E. 深支支配肱桡肌

30. 支配肱二头肌的神经是（　　）

A. 胸背神经　　　　　　　　　　　B. 肌皮神经

C. 尺神经　　　　　　　　　　　　D. 正中神经

E. 桡神经

31. 胸背神经支配的肌是（　　）

A. 斜方肌　　　　　　　　　　　　B. 背阔肌

C. 前锯肌　　　　　　　　　　　　D. 大圆肌

E. 胸大肌

32. 支配前臂伸肌的神经是（　　）
    A. 正中神经　　　　　　　　　　B. 尺神经
    C. 桡神经浅支　　　　　　　　　D. 肌皮神经
    E. 桡神经深支

33. 手的掌面桡侧 3 个半手指的皮肤感觉由（　　）
    A. 尺神经管理　　　　　　　　　B. 正中神经管理
    C. 桡神经管理　　　　　　　　　D. 前臂内侧皮神经管理
    E. 前臂外侧皮神经管理

34. 下列什么神经损伤，会出现"猿手"畸形（　　）
    A. 尺神经　　　　　　　　　　　B. 正中神经
    C. 桡神经　　　　　　　　　　　D. 正中神经与尺神经
    E. 尺神经与桡神经

35. 正中神经与尺神经共同支配的肌肉是（　　）
    A. 旋前圆肌　　　　　　　　　　B. 旋前方肌
    C. 指浅屈肌　　　　　　　　　　D. 指深屈肌
    E. 掌长肌

36. 支配拇收肌的神经是（　　）
    A. 正中神经　　　　　　　　　　B. 尺神经
    C. 桡神经　　　　　　　　　　　D. 肌皮神经
    E. 桡神经深支

37. 关于手掌皮肤的神经支配，正确的是（　　）
    A. 手掌桡侧 2/3 区的皮肤为肌皮神经支配
    B. 手掌尺侧 1/3 区的皮肤为正中神经支配
    C. 桡侧 3 个半指掌面的皮肤为桡神经支配
    D. 尺侧 1 个半指掌面的皮肤为尺神经支配
    E. 以上都对

38. 不受肋间神经支配的肌是（　　）
    A. 胸大肌　　　　　　　　　　　B. 肋间内肌
    C. 肋间外肌　　　　　　　　　　D. 腹外斜肌
    E. 腹内斜肌

39. 股神经（　　）
    A. 支配腰大肌　　　　　　　　　B. 是骶丛中最大的分支
    C. 支配股二头肌　　　　　　　　D. 支配股四头肌
    E. 位于股动脉的内侧

40. 闭孔神经支配（　　）
    A. 缝匠肌　　　　　　　　　　　B. 股四头肌
    C. 股二头肌　　　　　　　　　　D. 半膜肌

E. 股薄肌

41. 不属于腰丛分支的神经是 （　　　）

    A. 髂腹下神经　　　　　　　　　　　B. 髂腹股沟神经

    C. 股神经　　　　　　　　　　　　　D. 闭孔神经

    E. 股后皮神经

42. 关于隐神经的描述，错误的是 （　　　）

    A. 为股神经的分支　　　　　　　　　B. 与大隐静脉伴行

    C. 为股神经最长的皮支　　　　　　　D. 支配小腿肌内侧群

    E. 分布于小腿内侧面及足内侧缘的皮肤

43. 支配股二头肌的神经是 （　　　）

    A. 胫神经　　　　　　　　　　　　　B. 腓总神经

    C. 股神经　　　　　　　　　　　　　D. 坐骨神经

    E. 闭孔神经

44. 为了避开坐骨神经，臀部肌肉注射的最佳部位是 （　　　）

    A. 外上 1/4 部　　　　　　　　　　　B. 内上 1/4 部

    C. 外下 1/4 部　　　　　　　　　　　D. 内下 1/4 部

    E. 上述四个象限的交点处

45. 通过梨状肌上孔的神经 （　　　）

    A. 臀下神经　　　　　　　　　　　　B. 臀上神经

    C. 坐骨神经　　　　　　　　　　　　D. 股后皮神经

    E. 臀上皮神经

46. 通过坐骨小孔的神经 （　　　）

    A. 臀下神经　　　　　　　　　　　　B. 臀上神经

    C. 坐骨神经　　　　　　　　　　　　D. 阴部神经

    E. 股后皮神经

47. 不属骶丛分支的神经是 （　　　）

    A. 臀上神经　　　　　　　　　　　　B. 坐骨神经

    C. 阴部神经　　　　　　　　　　　　D. 股后皮神经

    E. 股外侧皮神经

48. 关于坐骨神经的描述，错误的是 （　　　）

    A. 从梨状肌下孔出骨盆

    B. 在坐骨结节与小转子之间通过

    C. 在臀大肌深面下行

    D. 多在腘窝上角附近分为胫神经及腓总神经

    E. 其分支支配大腿肌后群

49. 有关腓总神经的描述，错误的是 （　　　）

    A. 发自坐骨神经　　　　　　　　　　B. 沿腘窝上外侧缘行向外下方

    C. 绕腓骨颈至小腿前面　　　　　　　　D. 分为腓浅神经和腓深神经

    E. 该神经损伤后，出现钩状足畸形

50. 坐骨神经支配的肌是（　　　）

    A. 耻骨肌　　　　　　　　　　　　　　B. 短收肌

    C. 长收肌　　　　　　　　　　　　　　D. 股薄肌

    E. 半膜肌

51. 腓浅神经支配的肌是（　　　）

    A. 小腿三头肌　　　　　　　　　　　　B. 小腿肌前群

    C. 小腿肌后群　　　　　　　　　　　　D. 小腿肌外侧群

    E. 足底肌

52. 腓深神经支配的肌是（　　　）

    A. 小腿三头肌　　　　　　　　　　　　B. 小腿肌前群

    C. 小腿肌后群　　　　　　　　　　　　D. 小腿肌外侧群

    E. 足底肌

53. 下列什么神经损伤，会引起足下垂并内翻畸形（　　　）

    A. 腓总神经　　　　　　　　　　　　　B. 腓浅神经

    C. 腓深神经　　　　　　　　　　　　　D. 胫神经

    E. 股神经

54. 支配小腿三头肌的是（　　　）

    A. 腓浅神经　　　　　　　　　　　　　B. 腓深神经

    C. 腓总神经　　　　　　　　　　　　　D. 胫神经

    E. 隐神经

55. 关于阴部神经的描述，错误的是（　　　）

    A. 发自骶丛　　　　　　　　　　　　　B. 由梨状肌下孔出盆腔

    C. 经坐骨小孔入坐骨肛门窝　　　　　　D. 与阴部内动脉伴行

    E. 支配臀部诸肌

56. 患者足不能跖屈、内翻力减弱，损伤的神经应是（　　　）

    A. 坐骨神经　　　　　　　　　　　　　B. 胫神经

    C. 腓总神经　　　　　　　　　　　　　D. 腓浅神经

    E. 腓深神经

57. 腓总神经损伤出现（　　　）

    A. 足内翻位，钩状足　　　　　　　　　B. 足外翻位，钩状足

    C. 足内翻位，足下垂　　　　　　　　　D. 足外翻位，足下垂

    E. 以上均不正确

58. 腓骨颈骨折，最易损伤（　　　）

    A. 腘动脉　　　　　　　　　　　　　　B. 胫神经

    C. 腓总神经　　　　　　　　　　　　　D. 隐神经

E. 坐骨神经

59. 胸椎骨折致剑突平面以下皮肤感觉丧失，脊髓损伤平面可能是（　　　）

    A. 第 2 胸髓　　　　　　　　　　　　B. 第 4 胸髓

    C. 第 6 胸髓　　　　　　　　　　　　D. 第 8 胸髓

    E. 第 10 胸髓

60. 脑干背面唯一发出的脑神经是（　　　）

    A. 三叉神经　　　　　　　　　　　　B. 动眼神经

    C. 面神经　　　　　　　　　　　　　D. 展神经

    E. 滑车神经

61. 与脑桥相连的 4 对脑神经是（　　　）

    A. 动眼神经、三叉神经、展神经和面神经

    B. 展神经、面神经、舌咽神经和三叉神经

    C. 三叉神经、展神经、前庭神经和蜗神经

    D. 三叉神经、面神经、展神经和迷走神经

    E. 面神经、展神经、三叉神经和前庭蜗神经

62. 延髓前正中裂两侧的隆起是（　　　）

    A. 锥体　　　　　　　　　　　　　　B. 橄榄

    C. 楔束结节　　　　　　　　　　　　D. 薄束结节

    E. 内侧隆起

63. 从中脑脚间窝出来的神经是（　　　）

    A. 视神经　　　　　　　　　　　　　B. 动眼神经

    C. 滑车神经　　　　　　　　　　　　D. 三叉神经

    E. 展神经

64. 延髓内的脑神经核是（　　　）

    A. 疑核　　　　　　　　　　　　　　B. 展神经核

    C. 薄束核、楔束核　　　　　　　　　D. 面神经核

    E. 动眼神经核

65. 不属于脑桥内的神经核是（　　　）

    A. 动眼神经核　　　　　　　　　　　B. 面神经核

    C. 三叉神经运动核　　　　　　　　　D. 展神经核

    E. 上泌涎核

66. 中脑内的神经核是（　　　）

    A. 三叉神经运动核　　　　　　　　　B. 舌下神经核

    C. 动眼神经副核　　　　　　　　　　D. 疑核

    E. 面神经核

67. 脑干内的内脏感觉核是（　　　）

    A. 孤束核　　　　　　　　　　　　　B. 蜗神经核

C. 前庭神经核
D. 三叉神经脑桥核

E. 三叉神经中脑核

68. 疑核发出的纤维加入（　　）

A. 第 7、8、9 对脑神经
B. 第 7、9、10 对脑神经

C. 第 7、9、12 对脑神经
D. 第 9、10 对脑神经

E. 第 9、10、12 对脑神经

69. 脑干内的非脑神经核是（　　）

A. 孤束核
B. 疑核

C. 副神经核
D. 薄、楔束核

E. 上、下泌涎核

70. 属于间脑的结构（　　）

A. 上丘
B. 下丘

C. 下丘脑
D. 四叠体

E. 第四脑室

71. 小脑（　　）

A. 位于颅中窝内
B. 借小脑上脚与脑桥相连

C. 借小脑中脚与延髓相连
D. 借小脑 3 对脚与脑干相连

E. 内部结构只有 1 对齿状核

72. 大脑半球分五叶所依据的沟裂是（　　）

A. 中央沟、外侧沟、距状沟
B. 中央沟、外侧沟、顶枕沟

C. 中央沟、中央前沟、顶枕沟
D. 中央沟、中央后沟、距状沟

E. 中央沟、中央前沟、中央后沟

73. 躯体运动中枢位于（　　）

A. 中央前回
B. 中央后回

C. 中央前回和中央旁小叶前部
D. 中央后回和中央旁小叶后部

E. 中央前回和中央后回

74. 距状沟上、下的皮质（　　）

A. 位于颞叶
B. 位于顶叶

C. 为视觉中枢
D. 为听觉中枢

E. 为语言中枢

75. 颞横回（　　）

A. 位于颞叶
B. 位于顶叶

C. 位于枕叶
D. 为视觉中枢

E. 为语言中枢

76. 运动性语言中枢位于（　　）

A. 额上回后部
B. 额中回后部

C. 额下回后部
D. 缘上回

　　　　E. 角回

77. 新纹状体是指 （　　）

　　　　A. 尾状核和豆状核　　　　　　　　　B. 尾状核和苍白球

　　　　C. 尾状核和豆状核的壳　　　　　　　D. 苍白球和豆状核的壳

　　　　E. 尾状核和杏仁体

78. 胼胝体属于大脑白质内的 （　　）

　　　　A. 联络纤维　　　　　　　　　　　　B. 连合纤维

　　　　C. 投射纤维　　　　　　　　　　　　D. 白交通支

　　　　E. 灰交通支

79. 内囊位于 （　　）

　　　　A. 壳与苍白球之间　　　　　　　　　B. 豆状核与尾状核之间

　　　　C. 豆状核与杏仁体之间　　　　　　　D. 豆状核与背侧丘脑之间

　　　　E. 豆状核与尾状核、背侧丘脑之间

80. 通过内囊膝的纤维束是 （　　）

　　　　A. 额桥束　　　　　　　　　　　　　B. 皮质脊髓束

　　　　C. 丘脑皮质束　　　　　　　　　　　D. 皮质核束

　　　　E. 视辐射

81. 含有副交感纤维的脑神经是 （　　）

　　　　A. 三叉神经、面神经、舌咽神经、迷走神经

　　　　B. 动眼神经、展神经、舌咽神经、迷走神经

　　　　C. 动眼神经、三叉神经、面神经、迷走神经

　　　　D. 动眼神经、面神经、舌咽神经、迷走神经

　　　　E. 三叉神经、展神经、舌咽神经、迷走神经

82. 不在眼眶内行走的神经是 （　　）

　　　　A. 下颌神经　　　　　　　　　　　　B. 动眼神经

　　　　C. 眶下神经　　　　　　　　　　　　D. 展神经

　　　　E. 滑车神经

83. 下唇的感觉神经主要来自 （　　）

　　　　A. 舌下神经　　　　　　　　　　　　B. 面神经

　　　　C. 下颌神经　　　　　　　　　　　　D. 上颌神经

　　　　E. 颈神经皮支

84. 支配眼外肌运动的神经是 （　　）

　　　　A. 动眼神经、眼神经和展神经　　　　B. 滑车神经、眼神经和展神经

　　　　C. 视神经、眼神经和展神经　　　　　D. 动眼神经、滑车神经和展神经

　　　　E. 动眼神经、眶下神经和展神经

85. 眼球内斜视是损伤了 （　　）

　　　　A. 视神经　　　　　　　　　　　　　B. 动眼神经

  C. 眼神经   D. 展神经

  E. 交感神经

86. 眼睑下垂是损伤了（ ）

  A. 动眼神经   B. 滑车神经

  C. 眼神经   D. 展神经

  E. 面神经

87. 角膜反射的传出神经是（ ）

  A. 眼神经   B. 动眼神经

  C. 面神经   D. 三叉神经

  E. 交感神经

88. 支配泪腺的副交感纤维来自（ ）

  A. 三叉神经   B. 动眼神经

  C. 面神经   D. 舌咽神经

  E. 迷走神经

89. 左侧面神经损伤的主要表现是（ ）

  A. 右眼睑不能闭紧，露齿时口角歪向右侧

  B. 左眼睑不能闭紧，露齿时口角歪向右侧

  C. 左眼睑不能闭紧，露齿时口角歪向左侧

  D. 右眼睑不能闭紧，露齿时口角歪向左侧

  E. 眼睑闭合正常，露齿时口角歪向右侧

90. 关于迷走神经的描述，正确的是（ ）

  A. 为单纯的副交感神经   B. 分支支配所有的内脏器官

  C. 行程中通过膈的腔静脉孔 D. 在颈部没有分支

  E. 是脑神经中行程最长、分支最广的混合性神经

91. 左侧喉返神经通常勾绕的结构是（ ）

  A. 主动脉弓   B. 左锁骨下动脉

  C. 左腋动脉   D. 头臂干

  E. 左主支气管

92. 分布至声门裂以下喉黏膜的感觉神经是（ ）

  A. 喉上神经   B. 喉返神经

  C. 舌咽神经   D. 舌神经

  E. 舌下神经

93. 支配胸锁乳突肌的神经是（ ）

  A. 颈丛分支   B. 臂丛分支

  C. 副神经   D. 枕大神经

  E. 面神经

94. 一侧舌下神经损伤时，表现为（ ）

  A. 不能伸舌   B. 伸舌时舌尖偏向健侧

  C. 伸舌时舌尖偏向患侧   D. 伸舌时舌头上卷

  E. 全部舌肌瘫痪萎缩

95. 内侧丘系交叉的部位是（   ）

  A. 脊髓   B. 延髓

  C. 脑桥基底部   D. 中脑

  E. 内囊

96. 三叉丘系交叉的部位是（   ）

  A. 脊髓   B. 延髓和脑桥

  C. 脑桥基底部   D. 内囊

  E. 间脑

97. 右侧视束损伤可出现（   ）

  A. 左眼全盲   B. 右眼全盲

  C. 双眼颞侧视野丧失   D. 左眼鼻侧及右眼颞侧视野丧失

  E. 右眼鼻侧及左眼颞侧视野丧失

98. 光照患者左眼引起双侧瞳孔缩小，而光照右眼双侧瞳孔均不缩小，病灶必然是（   ）

  A. 右视束   B. 右视神经

  C. 左视束   D. 左视神经

  E. 右动眼神经

99. 两眼对光反射消失，但视觉存在，因为（   ）

  A. 两侧视觉中枢损伤   B. 两侧视神经损伤

  C. 两侧动眼神经损伤   D. 两侧视束压迫

  E. 视交叉损伤

100. 检查一患者，发现其右侧面肌瘫痪，且两侧额纹不对称，可能是（   ）

  A. 右侧面神经核上瘫   B. 左侧视神经受损

  C. 右侧面神经核下瘫   D. 右侧动眼神经受损

  E. 右侧三叉神经受损

101. 左侧面神经核上瘫时，可出现（   ）

  A. 右侧全部面肌瘫痪   B. 右侧上部面肌瘫痪

  C. 右侧额纹消失   D. 右侧眼睑下垂

  E. 口角歪向左侧

102. 脊髓半横断损伤，受损节段的平面以下可出现（   ）

  A. 同侧痛温觉障碍，对侧本体觉障碍

  B. 对侧痛温觉障碍，同侧本体觉障碍

  C. 对侧痛温觉障碍，对侧本体觉障碍

  D. 同侧痛温觉障碍，同侧本体觉障碍

E. 两侧痛温觉障碍，触觉和本体觉正常

103. 交感神经的低级中枢位于（　　　）

A. 脑干内

B. 全部胸髓和腰髓的侧角内

C. $S_{2～4}$ 节段内

D. 椎旁神经节内

E. $T_1 ～ L_3$ 节段的侧角内

104. 不属于内脏神经节的是（　　　）

A. 椎旁节

B. 椎前节

C. 脊神经节

D. 器官内节

E. 器官旁节

105. 构成灰交通支的纤维是（　　　）

A. 交感神经节前纤维

B. 交感神经节后纤维

C. 副交感神经节前纤维

D. 副交感神经节后纤维

E. 离开脊神经进入交感干神经节的纤维

106. 关于副交感神经功能的描述，正确的是（　　　）

A. 瞳孔缩小

B. 心跳加快

C. 支气管扩张

D. 胃肠蠕动抑制

E. 肝、胰分泌抑制

107. 支配皮肤、汗腺和立毛肌的内脏神经是（　　　）

A. 交感神经节前纤维

B. 交感神经节后纤维

C. 副交感神经节前纤维

D. 副交感神经节后纤维

E. 交感神经和副交感神经

108. 支配瞳孔开大肌的是（　　　）

A. 动眼神经的运动纤维

B. 动眼神经的交感纤维

C. 颈上神经节的交感纤维

D. 眼神经的纤维

E. 睫状神经节的副交感纤维

109. 关于硬膜外隙的描述，错误的是（　　　）

A. 为硬脊膜与椎管内面的骨膜之间的窄隙

B. 此隙呈负压

C. 为硬脊膜与脊髓蛛网膜之间的窄隙

D. 有脊神经根通过

E. 临床上常在此隙进行硬膜外麻醉

110. 蛛网膜（　　　）

A. 有丰富的血管

B. 薄而透明，跨越脑、脊髓的沟裂

C. 厚而坚韧，由致密结缔组织构成

D. 此膜与硬膜之间的腔隙称为蛛网膜下隙

E. 临床上常将麻药注入蛛网膜下隙内进行硬膜外麻醉

111. 小脑幕切迹疝时，一侧瞳孔散大的原因是（　　）
    A. 动眼神经受压　　　　　　　　B. 大脑脚受压
    C. 丘脑下部受压　　　　　　　　D. 展神经受压
    E. 交感神经受压

112. 脑脊液经何结构流入第四脑室（　　）
    A. 中脑水管　　　　　　　　　　B. 侧脑室
    C. 室间孔　　　　　　　　　　　D. 正中孔
    E. 终池

113. 脑脊液主要由（　　）
    A. 室管膜上皮产生　　　　　　　B. 脉络丛产生
    C. 软脑膜产生　　　　　　　　　D. 蛛网膜产生
    E. 蛛网膜粒产生

114. 脑脊液不流经的是（　　）
    A. 上矢状窦　　　　　　　　　　B. 窦汇
    C. 海绵窦　　　　　　　　　　　D. 横窦
    E. 乙状窦

115. 不参与大脑动脉环组成的是（　　）
    A. 大脑前动脉　　　　　　　　　B. 大脑中动脉
    C. 大脑后动脉　　　　　　　　　D. 颈内动脉
    E. 后交通动脉

116. 不属于颈内动脉分支的是（　　）
    A. 大脑前动脉　　　　　　　　　B. 大脑中动脉
    C. 大脑后动脉　　　　　　　　　D. 后交通动脉
    E. 眼动脉

二、B 型选择题

A. 脑神经　　B. 脊神经　　C. 中枢神经　　D. 躯体神经　　E. 内脏神经

1. 脑和脊髓是（　　）
2. 与脑相连的神经是（　　）
3. 与脊髓相连的神经是（　　）
4. 主要分布于皮肤和运动系统的神经是（　　）
5. 主要分布于内脏、心血管和腺体的神经是（　　）

A. 薄束和楔束　　B. 脊髓丘脑侧束　　C. 脊髓丘脑前束　　D. 皮质脊髓束
E. 脊髓小脑束

6. 传导痛、温觉的纤维束是（　　）
7. 传导粗触觉的传导束是（　　）
8. 传导本体觉和精细触觉的纤维束是（　　）

9. 传导随意运动的纤维束是（　　　）

    A. 枕大神经   B. 枕小神经   C. 耳大神经   D. 锁骨上神经   E. 膈神经

10. 分布于胸膜和心包的神经是（　　　）

11. 不属于颈丛分支的神经是（　　　）

12. 属于混合性神经是（　　　）

    A. 胸背神经   B. 腋神经   C. 桡神经   D. 肌皮神经   E. 尺神经

13. 支配肱二头肌的神经是（　　　）

14. 支配肱三头肌的神经是（　　　）

15. 支配三角肌的神经是（　　　）

16. 支配背阔肌的神经是（　　　）

    A. 手鱼际皮肤   B. 手小鱼际皮肤   C. 手虎口部皮肤   D. 前臂外侧皮肤
    E. 前臂内侧皮肤

17. 肌皮神经分布于（　　　）

18. 桡神经分布于（　　　）

19. 正中神经分布于（　　　）

20. 尺神经分布于（　　　）

    A. 腋神经   B. 桡神经   C. 尺神经   D. 腓总神经   E. 正中神经

21. 肱骨干骨折易损伤的神经是（　　　）

22. 肱骨下端骨折易损伤的神经是（　　　）

23. 肱骨外科颈骨折易损伤的神经是（　　　）

24. 腓骨颈骨折易损伤的神经是（　　　）

    A. 垂腕   B. 爪形手   C. 猿手   D. 钩状足   E. 足下垂

25. 尺神经损伤后的表现是（　　　）

26. 正中神经与尺神经合并损伤后的表现是（　　　）

27. 桡神经损伤后的表现是（　　　）

28. 腓总神经损伤后的表现是（　　　）

29. 胫神经损伤后的表现是（　　　）

    A. 股四头肌   B. 臀大肌   C. 股二头肌   D. 腓肠肌   E. 大收肌

30. 闭孔神经支配的肌是（　　　）

31. 股神经支配的肌是（　　　）

32. 臀下神经支配的肌是（　　　）

33. 胫神经支配的肌是（　　　）

    A. 股后皮神经   B. 股外侧皮神经   C. 隐神经   D. 闭孔神经
    E. 腓浅神经

34. 分布于小腿前外侧面下部和足背皮肤的神经是（　　　）

35. 分布于小腿内侧面和足内侧缘皮肤的神经是（　　）
36. 分布于大腿外侧面皮肤的神经是（　　）
37. 分布于大腿后面皮肤的神经是（　　）
38. 分布于大腿内侧面皮肤的神经是（　　）

A. T₂　　B. T₄　　C. T₆　　D. T₈　　E. T₁₀

$A. T_2$　$B. T_4$　$C. T_6$　$D. T_8$　$E. T_{10}$
39. 支配胸骨角平面皮肤的脊髓节段是（　　）
40. 支配剑突平面皮肤的脊髓节段是（　　）
41. 支配乳头平面皮肤的脊髓节段是（　　）
42. 支配季肋部平面皮肤的脊髓节段是（　　）
43. 支配脐平面皮肤的脊髓节段是（　　）

A. 颈丛　　B. 臂丛　　C. 胸神经前支　　D. 腰丛　　E. 骶丛
44. 位于胸锁乳突肌深面的是（　　）
45. 行上肢手术时，常麻醉的是（　　）
46. 第5腰神经前支参与组成（　　）
47. 位于腰方肌前方的是（　　）
48. 腹肌前外侧群的神经支配主要来自（　　）

A. 大脑　　B. 间脑　　C. 中脑　　D. 脑桥　　E. 延髓
49. 视神经连于（　　）
50. 滑车神经连于（　　）
51. 三叉神经连于（　　）
52. 迷走神经连于（　　）
53. 动眼神经连于（　　）
54. 副神经连于（　　）

A. 小脑　　B. 间脑　　C. 中脑　　D. 脑桥　　E. 延髓
55. 四叠体位于（　　）
56. 锥体交叉位于（　　）
57. 薄束结节和楔束结节位于（　　）
58. 基底沟位于（　　）

A. 三叉神经运动核　　B. 三叉神经脊束核　　C. 孤束核
D. 迷走神经背核　　E. 薄束核和楔束核
59. 属非脑神经核的是（　　）
60. 为内脏感觉核的是（　　）
61. 属内脏运动核的是（　　）
62. 属躯体运动核的是（　　）

A. 背侧丘脑　　B. 下丘脑　　C. 上丘　　D. 后丘脑　　E. 基底核
63. 灰结节属于（　　）

64. 乳头体（　　　）

65. 杏仁体属于（　　　）

66. 内、外侧膝状体属于（　　　）

67. 内髓板属于（　　　）

　　A. 背侧丘脑的腹后核　　B. 下丘　　C. 上丘　　D. 内侧膝状体
　　E. 外侧膝状体

68. 听觉的皮质下反射中枢是（　　　）

69. 视觉的皮质下反射中枢是（　　　）

70. 听觉传导通路的中继站是（　　　）

71. 视觉传导通路的中继站是（　　　）

72. 躯体感觉传导通路的中继站是（　　　）

　　A. 齿状核　　B. 疑核　　C. 孤束核　　D. 基底核　　E. 视上核

73. 位于大脑内的灰质核团是（　　　）

74. 位于下丘脑内的核团是（　　　）

75. 位于小脑内的神经核是（　　　）

　　A. 中央前回　　B. 中央后回　　C. 颞横回　　D. 距状沟上、下皮质
　　E. 额下回后部

76. 属于躯体运动中枢的是（　　　）

77. 属于躯体感觉中枢的是（　　　）

78. 属于视觉中枢的是（　　　）

79. 属于听觉中枢的是（　　　）

80. 属于运动性语言中枢的是（　　　）

　　A. 上行纤维　　B. 下行纤维　　C. 连合纤维　　D. 联络纤维
　　E. 投射纤维

81. 连接两侧大脑半球皮质的纤维是（　　　）

82. 同侧大脑半球皮质各部联系的纤维是（　　　）

83. 大脑皮质与皮质下各结构之间的纤维是（　　　）

　　A. 下颌神经　　B. 视神经　　C. 三叉神经　　D. 面神经　　E. 展神经

84. 纯运动性的脑神经是（　　　）

85. 纯感觉性的脑神经是（　　　）

86. 含副交感纤维的脑神经是（　　　）

　　A. 动眼神经　　B. 眼神经　　C. 滑车神经　　D. 面神经　　E. 展神经

87. 支配眼外直肌的神经是（　　　）

88. 支配眼上斜肌的神经是（　　　）

89. 支配眼下直肌的神经是（　　　）

90. 支配眼轮匝肌的神经是（　　　）

91. 支配眼上睑提肌的神经是（　　　）

　　A. 舌咽神经　　　B. 舌下神经　　　C. 三叉神经　　　D. 面神经　　　E. 迷走神经

92. 支配舌肌的神经是（　　　）

93. 分布于舌前 2/3 黏膜温度觉的神经是（　　　）

94. 分布于舌前 2/3 黏膜味觉的神经是（　　　）

95. 分布于舌后 1/3 黏膜温度觉的神经是（　　　）

96. 分布于舌后 1/3 黏膜味觉的神经是（　　　）

　　A. 迷走神经　　　B. 三叉神经　　　C. 面神经　　　D. 副神经　　　E. 舌下神经

97. 支配咬肌的神经是（　　　）

98. 支配表情肌的神经是（　　　）

99. 支配咽喉肌的神经是（　　　）

100. 支配胸锁乳突肌的神经是（　　　）

　　A. 三叉神经节　　　B. 翼腭神经节　　　C. 下颌下神经节　　　D. 睫状神经节
　　E. 膝神经节

101. 与舌下腺分泌有关的神经节是（　　　）

102. 与泪腺分泌有关的神经节是（　　　）

103. 与舌前 2/3 黏膜味觉有关的神经节是（　　　）

104. 与舌前 2/3 黏膜温度觉有关的神经节是（　　　）

105. 与瞳孔缩小有关的神经节是（　　　）

　　A. 圆孔　　　B. 卵圆孔　　　C. 棘孔　　　D. 颈静脉孔　　　E. 茎乳孔

106. 三叉神经的下颌神经出颅时通过（　　　）

107. 迷走神经出颅时通过（　　　）

108. 面神经出颅时通过（　　　）

109. 舌咽神经出颅时通过（　　　）

110. 副神经出颅时通过（　　　）

　　A. 患眼全盲　　　B. 两眼视野颞侧偏盲　　　C. 两眼视野鼻侧偏盲
　　D. 左眼鼻侧视野和右眼颞侧视野偏盲
　　E. 右眼鼻侧视野和左眼颞侧视野偏盲

111. 一侧视神经损伤，会引起（　　　）

112. 视交叉中间部位损伤，会引起（　　　）

113. 左侧视束损伤，会引起（　　　）

114. 右侧外侧膝状体损伤，会引起（　　　）

　　A. 腮腺　　　B. 汗腺　　　C. 下颌下腺　　　D. 胃腺　　　E. 尿道球腺

115. 舌咽神经管理（　　　）

116. 迷走神经管理（　　）
117. 交感神经管理（　　）
118. 面神经管理（　　）

    A. 椎前神经节　　B. 椎旁神经节　　C. 器官旁节　　D. 器官内节
    E. 脊神经节

119. 星状神经节属于（　　）
120. 主动脉肾神经节属于（　　）
121. 下颌下神经节属于（　　）
122. 耳神经神经节属于（　　）
123. 睫状神经节属于（　　）

    A. 乙状窦　　B. 上矢状窦　　C. 直窦　　D. 横窦　　E. 海绵窦

124. 位于大脑镰上缘内的是（　　）
125. 位于小脑幕后缘内的是（　　）
126. 位于大脑镰与小脑幕连接处，向后通向窦汇的是（　　）
127. 在颈静脉孔处移行为颈内静脉的是（　　）
128. 位于垂体窝两侧，前方接受眼静脉的是（　　）

    A. 硬膜外隙　　B. 小脑延髓池　　C. 蛛网膜粒　　D. 脉络丛　　E. 软膜

129. 临床上常进行脊神经根阻滞麻醉时，将麻药注入（　　）
130. 临床上抽取脑脊液，常在哪个腔隙进行（　　）
131. 蛛网膜下隙内的脑脊液通过何结构，进入上矢状窦内（　　）

    A. 颈内动脉　　B. 颈外动脉　　C. 大脑前动脉　　D. 大脑中动脉
    E. 大脑后动脉

132. 不参与脑供血的动脉是（　　）
133. 发自基底动脉的动脉是（　　）
134. 分布于大脑半球的上外侧面、尾状核、豆状核和内囊等处的动脉是（　　）

三、X 型选择题

1. 关于脊髓的描述，正确的有（　　）
    A. 上端平枕骨大孔处与延髓相连　　B. 与椎管全长一致
    C. 有颈膨大和腰骶膨大　　D. 全长粗细一致
    E. 成人下端平第 1 腰椎体下缘
2. 关于脊髓灰质的描述，正确的有（　　）
    A. 在横切面上呈"H"形　　B. 前角含有躯体运动神经元
    C. 后角含有多极神经元　　D. 侧角含有交感神经元
    E. 腰髓的中间带含有副交感神经元
3. 关于脊髓侧角的描述，正确的有（　　）

A. 存在于脊髓全长 B. 存在于第 1 胸髓节段到第 3 腰髓节段

C. 存在于骶髓 D. 其轴突参与组成前根

E. 为交感神经的低位中枢

4. 关于薄束和楔束的描述，正确的有（ ）

A. 位于脊髓后索内 B. 由对侧后角细胞的轴突组成

C. 上升直接止于同侧薄束核、楔束核 D. 传导痛温觉

E. 传导同侧躯干、四肢的意识性本体觉和精细触觉

5. 关于脊髓丘脑侧束的描述，正确的有（ ）

A. 由同侧脊神经节细胞的中枢突组成 B. 由对侧后角细胞的轴突组成

C. 传导对侧躯干和四肢的痛、温觉 D. 传导同侧躯干和四肢的痛、温觉

E. 损伤后，出现损伤平面 1~2 节段以下的对侧痛、温觉障碍

6. 关于皮质脊髓侧束的描述，正确的有（ ）

A. 由对侧大脑皮质运动神经元的轴突组成

B. 位于外侧索的后部

C. 止于同侧的前角运动细胞

D. 传导躯干、四肢的随意运动

E. 损伤后，出现中枢性瘫痪

7. 肱二头肌反射消失，损伤的结构可能是（ ）

A. 正中神经 B. 臂丛

C. 桡神经浅支 D. 肌皮神经

E. 第 5 颈髓节段到第 6 颈髓节段

8. 关于脊神经的性质，描述正确的有（ ）

A. 脊神经是混合性 B. 前根是运动性

C. 后根是感觉性 D. 前支是运动性

E. 后支是感觉性

9. 关于颈丛的描述，正确的有（ ）

A. 由全部颈神经的前支组成 B. 由第 1~4 颈神经的前支组成

C. 位于胸锁乳突肌上部的深面 D. 在胸锁乳突肌后缘的中点发出皮支

E. 发出膈神经

10. 关于膈神经的描述，正确的有（ ）

A. 发自颈丛 B. 是运动性神经

C. 是感觉性神经 D. 经胸廓上口入胸腔

E. 沿肺根的前方，心包的两侧，下降至膈

11. 关于正中神经的描述，正确的有（ ）

A. 由臂丛的内侧束和外侧束两根合成 B. 沿肱二头肌的内侧沟下行至肘窝

C. 主干损伤后，前臂不能旋前 D. 支配肱二头肌

E. 支配骨间肌和鱼际肌

12. 正中神经损伤，可出现（　　　）
    A. 前臂不能旋前　　　　　　　　B. 拇指不能对掌
    C. 屈腕能力减弱　　　　　　　　D. 拇指不能伸
    E. 鱼际肌萎缩

13. 关于尺神经的描述，正确的有（　　　）
    A. 发自臂丛内侧束　　　　　　　B. 经尺神经沟至前臂
    C. 与正中神经等共同支配前臂肌前群　D. 在臂部不分支
    E. 支配手肌内侧大部分

14. 尺神经损伤可出现（　　　）
    A. 屈腕能力减弱　　　　　　　　B. 拇指不能对掌
    C. 拇指不能内收　　　　　　　　D. 小指不能伸
    E. 小鱼际肌萎缩

15. 关于桡神经的描述，正确的有（　　　）
    A. 发自臂丛后束　　　　　　　　B. 紧贴肱骨体中部前面
    C. 经桡神经沟　　　　　　　　　D. 在肱骨外上髁后方分为浅、深 2 支
    E. 在臂部发出肌支支配肱三头肌和肱桡肌

16. 桡神经损伤可出现（　　　）
    A. 在肱骨外上髁下方损伤，不能伸肘
    B. 在臂上部损伤不能伸肘、伸腕、伸指
    C. 桡神浅支损伤不能伸指
    D. 在臂中部或肱骨外上髁处损伤都能出现垂腕姿态
    E. 感觉丧失以手背第 1、第 2 掌骨之间皮肤最明显

17. 臂丛后束发出的神经有（　　　）
    A. 桡神经　　　　　　　　　　　B. 正中神经
    C. 尺神经　　　　　　　　　　　D. 腋神经
    E. 胸背神经

18. 支配前臂肌前群的神经有（　　　）
    A. 桡神经　　　　　　　　　　　B. 腋神经
    C. 正中神经　　　　　　　　　　D. 尺神经
    E. 肌皮神经

19. 关于腰丛的描述，正确的有（　　　）
    A. 位于腰大肌深面
    B. 由第 1~5 腰神经的前支组成
    C. 分支主要支配大腿肌前群和内侧群
    D. 皮支主要分布于大腿前、内侧面，小腿内侧面以及足内侧缘的皮肤
    E. 分支主要有股神经、闭孔神经和阴部神经

20. 股神经损伤时，可出现（　　　）

A. 股四头肌萎缩　　　　　　　　B. 股四头肌肌张力降低

C. 膝跳反射消失　　　　　　　　D. 不能伸小腿

E. 大腿前面和外侧面皮肤感觉障碍

21. 关于骶丛的描述，正确的有（　　　）

A. 由第 5 腰神经前支和全部骶、尾神经前支组成

B. 位于盆腔内，在梨状肌前面

C. 发出坐骨神经

D. 发出阴部神经

E. 发出胫神经

22. 穿梨状肌下孔的神经有（　　　）

A. 臀上神经　　　　　　　　　　B. 闭孔神经

C. 坐骨神经　　　　　　　　　　D. 阴部神经

E. 臀下神经

23. 坐骨神经干发出分支支配的肌有（　　　）

A. 股二头肌　　　　　　　　　　B. 半腱肌

C. 半膜肌　　　　　　　　　　　D. 小腿三头肌

E. 腓骨长短肌

24. 支配大腿肌的神经有（　　　）

A. 股神经　　　　　　　　　　　B. 闭孔神经

C. 坐骨神经　　　　　　　　　　D. 阴部神经

E. 臀下神经

25. 关于胫神经的描述，正确的有（　　　）

A. 为坐骨神经干的直接延续　　　B. 在小腿三头肌深面下行

C. 经内踝后方至足底　　　　　　D. 伴胫后动脉下降

E. 为混合性神经

26. 胫神经损伤后，可能出现（　　　）

A. 足底皮肤感觉丧失　　　　　　B. 足内翻力减弱

C. 足外翻　　　　　　　　　　　D. 足不能跖屈

E. 钩状足

27. 关于腓总神经的描述，正确的有（　　　）

A. 发自股神经

B. 分腓浅神经、腓深神经

C. 腓骨颈处易受损伤

D. 皮支分布于小腿前外侧面下部和足背皮肤

E. 腓深神经与胫前动脉伴行

28. 腓总神经损伤后，可能出现（　　　）

A. 足下垂　　　　　　　　　　　B. 足内翻

C. 行走时呈跨阈步态   D. 足不能背屈

E. 足背感觉丧失

29. 腓深神经支配的肌有 （　　）

    A. 胫骨前肌   B. 趾长伸肌

    C. 腓骨长肌   D. 腓骨短肌

    E. 足背肌

30. 在行程中，有一段紧贴骨面行走的神经是 （　　）

    A. 桡神经   B. 正中神经

    C. 尺神经   D. 腋神经

    E. 腓总神经

31. 脑干包括 （　　）

    A. 间脑   B. 中脑

    C. 脑桥   D. 延髓

    E. 丘脑

32. 属于延髓的结构 （　　）

    A. 锥体   B. 锥体交叉

    C. 薄束结节   D. 楔束结节

    E. 小脑下脚

33. 与延髓相连的脑神经 （　　）

    A. 三叉神经   B. 舌咽神经

    C. 面神经   D. 舌下神经

    E. 迷走神经

34. 位于脑干内的脑神经核有 （　　）

    A. 孤束核   B. 上泌涎核

    C. 疑核   D. 薄束核

    E. 下泌涎核

35. 位于延髓内的躯体运动核有 （　　）

    A. 展神经核   B. 舌下神经核

    C. 面神经核   D. 副神经核

    E. 疑核

36. 关于孤束核的描述，正确的有 （　　）

    A. 位于延髓   B. 位于脑桥

    C. 是内脏感觉核   D. 是内脏运动核

    E. 与第 7、第 9、第 10 对脑神经相连

37. 关于间脑的描述，正确的有 （　　）

    A. 包括背侧丘脑   B. 包括下丘脑

    C. 包括下丘   D. 包括后丘脑

E. 间脑之间有第三脑室

38. 关于外侧膝状体的描述，正确的有（　　　）

 A. 是后丘脑的一部分   B. 与视觉传导有关

 C. 接受听觉纤维   D. 发出视辐射到大脑枕叶视觉中枢

 E. 为视觉皮质下反射中枢

39. 纹状体包括（　　　）

 A. 尾状核   B. 丘脑

 C. 豆状核   D. 杏仁体

 E. 视上核

40. 通过内囊后肢的纤维（　　　）

 A. 听辐射   B. 视辐射

 C. 皮质核束   D. 皮质脊髓束

 E. 丘脑皮质束

41. 边缘叶包括（　　　）

 A. 海马旁回   B. 扣带回

 C. 钩   D. 尾状核

 E. 中央旁小叶

42. 关于视神经的描述，正确的有（　　　）

 A. 经视束与间脑相连

 B. 由两侧视网膜神经节细胞的轴突组成

 C. 穿视神经管入颅前窝

 D. 两侧视网膜颞侧的纤维交叉

 E. 一侧损伤后，引起患眼全盲

43. 支配眼球外肌运动的神经有（　　　）

 A. 动眼神经   B. 三叉神经

 C. 展神经   D. 视神经

 E. 滑车神经

44. 关于动眼神经的描述，正确的有（　　　）

 A. 自脚间窝出脑   B. 经眶上裂入眶

 C. 管理全部眼外肌的运动   D. 支配睫状肌和瞳孔开大肌

 E. 一侧损伤会出现眼睑下垂、瞳孔扩大等症状

45. 右侧动眼神经损伤表现为（　　　）

 A. 右眼睑下垂   B. 右眼瞳孔扩大

 C. 左眼瞳孔缩小   D. 右眼外斜视

 E. 左眼内斜视

46. 关于三叉神经的描述，正确的有（　　　）

 A. 下颌神经属运动性神经   B. 眼神经、上颌神经属感觉性神经

C. 分布于角膜

D. 分布于上、下颌牙和牙龈

E. 其分支舌神经支配舌肌运动

47. 与面神经有关的核团有 （　　　）

A. 面神经核

B. 疑核

C. 上泌涎核

D. 下泌涎核

E. 孤束核

48. 关于面神经的描述，正确的有 （　　　）

A. 为混合性脑神经

B. 支配面肌

C. 管理舌前 2/3 黏膜的味觉

D. 管理下颌下腺、舌下腺的分泌

E. 管理腮腺的分泌

49. 一侧面神经在出茎乳孔后，受损时的表现为 （　　　）

A. 口角歪向健侧

B. 患侧闭眼不全

C. 健侧角膜反射消失

D. 患侧额纹变浅或消失

E. 患侧鼻唇沟变浅或消失

50. 参与角膜反射的神经是 （　　　）

A. 视神经

B. 眼神经

C. 动眼神经

D. 上颌神经

E. 面神经

51. 管理头、面、颈部皮肤的神经有 （　　　）

A. 颈丛的分支

B. 颈神经的后支

C. 三叉神经

D. 面神经

E. 舌神经

52. 关于迷走神经的描述，正确的有 （　　　）

A. 经颈静脉孔出颅

B. 在颈总动脉与颈内静脉之间的后方下行

C. 越过肺根的前方，沿食管下降

D. 食管下端分别延续为迷走神经前干和后干

E. 两干向下经食管裂孔入腹腔

53. 关于副神经的描述，正确的有 （　　　）

A. 起自延髓

B. 经颈静脉孔出颅

C. 支配胸锁乳突肌和斜方肌

D. 损伤后，患侧肩下垂、不能转向对侧

E. 只含躯体运动纤维

54. 关于舌下神经的描述，正确的有 （　　　）

A. 经颈静脉孔出颅

B. 支配全部舌内肌和大部分舌外肌

C. 只含躯体运动纤维

D. 一侧损伤，伸舌时，舌尖偏向患侧

  E. 一侧损伤，患侧舌肌萎缩

55. 穿颈静脉孔出颅的脑神经有（ ）

  A. 面神经   B. 迷走神经

  C. 副神经   D. 舌咽神经

  E. 舌下神经

56. 本体觉包括（ ）

  A. 运动觉   B. 位置觉

  C. 粗触觉   D. 精细触觉

  E. 震动觉

57. 关于意识性本体觉传导通路的描述，正确的有（ ）

  A. 第 1 级神经元胞体在同侧后角细胞

  B. 第 2 级神经元胞体在同侧薄束核和楔束核

  C. 二级纤维组成内侧丘系

  D. 二级纤维在延髓内交叉，称内侧丘系交叉

  E. 三级纤维投射到中央后回上 2/3 和中央旁小叶的前部

58. 与本体觉传导有关的纤维束有（ ）

  A. 薄束、楔束   B. 脊髓小脑束

  C. 内侧丘系   D. 外侧丘系

  E. 丘脑皮质束

59. 关于躯干和四肢浅感觉传导通路的描述，正确的有（ ）

  A. 第 2 级神经元胞体在同侧后角细胞

  B. 二级纤维在脊髓白质前连合交叉至对侧

  C. 二级纤维组成脊髓丘脑束

  D. 脊髓丘脑侧束传导痛、温度觉

  E. 三级纤维投射到中央后回上 2/3 和中央旁小叶的前部

60. 关于头面部浅感觉传导通路的描述，正确的有（ ）

  A. 第 1 级神经元胞体在同侧三叉神经节内

  B. 第 2 级神经元胞体在同侧三叉神经脑桥核和脊束核内

  C. 二级纤维交叉至对侧组成三叉丘系

  D. 三级纤维投射至中央后回下部

  E. 只传导痛觉和温度觉

61. 关于视觉传导通路的描述，正确的有（ ）

  A. 视网膜神经节细胞感受光线的刺激

  B. 视神经纤维在视交叉处作不完全交叉

  C. 一侧视束含同侧眼球视网膜颞侧半纤维和对侧眼球视网膜鼻侧半纤维

  D. 视束纤维终于内侧膝状体

  E. 视辐射投射到距状沟上、下皮质

62. 一侧视神经损伤，会出现（　　　）

    A. 患眼全盲

    B. 光照患眼，两侧瞳孔均不缩小

    C. 光照健眼，两侧瞳孔均缩小

    D. 不论光照哪一侧眼球，患眼瞳孔均不缩小

    E. 不论光照哪一侧眼球，健眼瞳孔均缩小

63. 下列哪些情况下，均可造成双眼对侧半视野同侧偏盲（　　　）

    A. 一侧视束损伤　　　　　　　　B. 一侧外侧膝状体损伤

    C. 一侧视辐射损伤　　　　　　　D. 一侧视觉中枢损伤

    E. 一侧视神经损伤

64. 参与瞳孔对光反射的神经是（　　　）

    A. 视神经　　　　　　　　　　　B. 眼神经

    C. 动眼神经　　　　　　　　　　D. 滑车神经

    E. 面神经

65. 关于皮质脊髓束的描述，正确的有（　　　）

    A. 起自中央前回上 2/3 和中央旁小叶前部

    B. 通过内囊后肢

    C. 在锥体下部全部纤维交叉至对侧下行

    D. 止于前角细胞

    E. 支配躯干和四肢骨骼肌运动

66. 中枢性瘫痪的表现为（　　　）

    A. 肌张力增高　　　　　　　　　B. 腱反射亢进

    C. 痉挛性瘫痪　　　　　　　　　D. 病理反射阳性

    E. 明显的肌萎缩

67. 左侧内囊后肢受损时的结果是（　　　）

    A. 右侧肢体硬瘫　　　　　　　　B. 右侧半身浅、深感觉障碍

    C. 伸舌时，舌尖偏向右侧　　　　D. 右侧鼻唇沟变浅，口角歪向左侧

    E. 双眼右侧视野偏盲

68. 脊髓半横断性损伤时，表现为（　　　）

    A. 损伤平面以下同侧肢体中枢性瘫痪

    B. 损伤平面以下同侧肢体本体感觉丧失

    C. 损伤平面 1~2 节段以下对侧痛、温觉丧失

    D. 同侧损伤节段周围性瘫痪和感觉障碍

    E. 双侧粗触觉丧失

69. 内脏运动神经有以下特点（　　　）

    A. 支配平滑肌、心肌和腺体

    B. 第 2 级神经元胞体在内脏神经节内

  C. 不受意志控制

  D. 以神经干的形式分布

  E. 有交感神经和副交感神经两种纤维成分

70. 属于交感神经节的是　（　　　）

  A. 交感干神经节　　　　　　　　　　B. 腹腔神经节

  C. 肠系膜上神经节　　　　　　　　　D. 主动脉肾神经节

  E. 睫状神经节

71. 副交感神经的低级中枢包括　（　　　）

  A. 动眼神经副核　　　　　　　　　　B. 迷走神经背核

  C. 上泌涎核　　　　　　　　　　　　D. 下泌涎核

  E. 第 2～4 骶髓节段的中间带

72. 交感神经兴奋表现为　（　　　）

  A. 心跳加快　　　　　　　　　　　　B. 瞳孔开大

  C. 支气管扩张　　　　　　　　　　　D. 胃肠蠕动增强

  E. 促进肝、胰分泌

73. 关于硬膜外隙的描述，正确的有　（　　　）

  A. 有脊神经根通过　　　　　　　　　B. 内有脑脊液

  C. 内有静脉丛　　　　　　　　　　　D. 腔内呈负压

  E. 内有脂肪组织

74. 主要的硬脑膜窦有　（　　　）

  A. 上矢状窦　　　　　　　　　　　　B. 横窦

  C. 乙状窦　　　　　　　　　　　　　D. 海绵窦

  E. 颈动脉窦

75. 硬脑膜形成的结构有　（　　　）

  A. 大脑镰　　　　　　　　　　　　　B. 小脑幕

  C. 上矢状窦　　　　　　　　　　　　D. 蛛网膜

  E. 窦汇

76. 关于蛛网膜下隙的描述，正确的有　（　　　）

  A. 在硬膜与蛛网膜之间　　　　　　　B. 在蛛网膜与软膜之间

  C. 内含脑脊液　　　　　　　　　　　D. 有脊神经根通过

  E. 某些部位扩大成蛛网膜下池

77. 关于蛛网膜粒的描述，正确的有　（　　　）

  A. 由软脑膜形成　　　　　　　　　　B. 由脑蛛网膜形成

  C. 位于上矢状窦两旁　　　　　　　　D. 突入上矢状窦内

  E. 与脑脊液的回流有关

78. 关于第四脑室的描述，正确的有　（　　　）

  A. 位于脑桥、延髓与小脑之间

B. 内有脑脊液

C. 借 1 个正中孔和 2 个外侧孔通蛛网膜下隙

D. 经中脑水管与第三脑室相通

E. 向下通脊髓中央管

79. 关于脑脊液的描述,正确的有 (　　　)

A. 由脑室的脉络丛产生　　　　　　B. 位于硬膜与蛛网膜之间

C. 有保护脑和脊髓的作用　　　　　D. 经室间孔流入第三脑室

E. 经第四脑室正中孔和 2 个外侧孔流入蛛网膜下隙

80. 供应脊髓的动脉血液供应来自 (　　　)

A. 脊髓前动脉　　　　　　　　　　B. 脊髓后动脉

C. 肋间后动脉　　　　　　　　　　D. 腰动脉

E. 颈内动脉

四、填空题

1. 中枢神经系统包括_____和_____,周围神经系统包括_____和_____。

2. 神经组织由_____和_____组成,神经元包括_____和_____两部分。

3. 按神经元突起的数目可分为_____、_____和_____,按神经元的功能可分为_____、_____和_____。

4. 反射弧的五个基本组成部分为_____、_____、_____、_____和_____。

5. 在脊髓前面正中的深沟称为_____,后面正中的浅沟称为_____,其两侧分别有成对的_____和_____;与每对脊神经_____和_____相连的 1 段脊髓,称为 1 个_____。

6. 脊髓前角的神经元轴突构成前根中的_____纤维;后角的神经元接受_____纤维;侧角在脊髓的_____节段内,侧角细胞的轴突构成前根中的_____纤维。

7. 在上行传导束中,薄束和楔束传导肢体同侧的_____和_____,脊髓丘脑束传导躯干和四肢的_____。

8. 肌皮神经的肌支支配_____、_____和_____,皮支主要延续为_____。

9. 腋神经在腋窝发自臂丛的_____,绕过肱骨_____,肌支支配_____和_____。

10. 正中神经由臂丛的_____和_____的两个根合成,沿_____下行至肘窝,行于前臂_____之间,经腕管入掌。

11. 尺神经发自_____,沿_____随肱动脉下降,经肱骨内上髁后方的

_____至前臂，在_____深面下行，于_____外侧入手掌，其肌支在前臂支配_____、_____。

12. 桡神经发自臂丛的_____，经肱三头肌深面紧贴_____向下外行，至肱骨外上髁前方分为_____两支，臂部肌支支配_____和_____，前臂部肌支支配_____。

13. 腰丛由_____组成，位于_____肌深面，其最大的分支是_____，该神经的皮支中有一支最长的神经为_____。

14. 骶丛由_____组成，位于_____肌前面，其最大的分支是_____，该神经自_____出骨盆，在臀大肌的深面，经_____与_____之间至大腿后面，在腘窝上角分为_____和_____。坐骨神经本干分出的肌支支配_____。

15. 脑位于颅腔内，可分为_____、_____、_____、_____、_____和_____六部分，其中后三者又合称为_____。

16. 脑干内的内脏运动核有_____、_____、_____和_____。

17. 在脑干腹面，延髓与脑桥分界的沟内，从中线向外侧依次排列有_____、_____和_____神经。

18. 间脑主要分为_____、_____和_____等。

19. 大脑半球以三条沟即_____、_____和_____为界，分为五个叶，即_____、_____、_____、_____和_____。

20. 动眼神经副核发出纤维参加组成_____神经，支配_____和_____。

21. 三叉神经三大分支为_____、_____和_____。

22. 舌的味觉由_____和_____管理，舌的一般感觉由_____和_____管理，舌的运动由_____支配。

23. 迷走神经的副交感纤维起自_____核，迷走神经至食管下端，右侧延续为_____，左侧延续为_____，穿膈_____至腹腔。

24. 躯干、四肢本体觉传导通路第 1 级神经元的胞体在_____，第 2 级神经元的胞体在_____和_____，第 3 级神经元的胞体在_____。

25. 只接受对侧皮质核束纤维的脑干躯体运动核有_____和_____。

26. 脑和脊髓的被膜由外向内依次为_____、_____和_____。

27. 椎动脉发自_____，穿_____，经_____入颅腔，在_____下缘处，左、右椎动脉汇合成一条_____。

五、名词解释

1. 神经纤维

2. 突触

3. 灰质

4. 白质

5. 神经核

6. 神经节

7. 纤维束

8. 神经

9. 脊髓节段

10. 马尾

11. 内囊

12. 白交通支

13. 灰交通支

14. 硬膜外隙

15. 硬脑膜窦

16. 蛛网膜下隙

17. 蛛网膜粒

18. 大脑动脉环

六、问答题

1. 简述脊髓前角、侧角和后角细胞的性质和功能。

2. 当第 11～12 胸椎体粉碎性骨折时，有可能伤及脊髓哪些节段？该节段完全断裂时有何体征出现？

3. 脊神经的性质如何？纤维成分的来源和分布如何？

4. 肱骨中段骨折易损伤哪条神经？该神经损伤后出现什么症状？为什么？

5. 试述尺神经损伤后出现"爪形手"的形态学基础？

6. 一长期使用腋杖的患者，出现腕下垂、上肢不能平举、肩部和手背桡侧半皮肤感觉减弱，问受损的是什么神经？为什么？

7. 腓骨颈骨折易损伤哪条神经？该神经损伤后出什么症状？为什么？

8. 前臂前群肌的名称、作用及神经支配如何？

9. 肘关节主要做什么运动？有哪些主要肌肉参加？各受什么神经支配？

10. 某运动员，训练时损伤膝关节，来医院就诊。膝关节主要做什么运动？有哪些主要肌肉参加？各受什么神经支配？

11. 何谓内囊？内囊膝和内囊后肢通过的主要传导束有哪些？有何临床意义？

12. 试述 12 对脑神经的名称、性质和出入颅的部位。

13. 试述眼的神经分布情况。

14. 试述舌的神经分布情况。

15. 面神经的管内损伤和管外损伤如何鉴别？

16. 三大唾液腺的分泌各受什么神经支配？

17. 简述内脏运动神经与躯体运动神经的主要区别。

18. 从左手中指采血，其痛觉是如何传到大脑皮质中枢的？

19. 针刺右手合谷穴（在手背第 1、2 掌间隙），其痛觉是如何传到大脑皮质中枢的？

20. 针刺左侧小腿内侧面皮肤，其痛觉是如何传到大脑皮质中枢的？

21. 右下牙痛的痛觉是如何传到中枢的？

22. 患儿李某，高热数天后，因下肢瘫痪就诊，1 个月后检查：右股四头肌萎缩，肌张力减退，右膝跳反射消失，右跟腱反射正常，双下肢感觉正常。病变位于何处？为什么出现上述状况？

23. 有一 60 岁男子，突然昏倒，意识恢复后说话不清。经检查发现：右上、下肢不能运动，肌肉强硬，膝跳反射和肱二头肌腱反射亢进，Babinski 征阳性，两侧额纹对称，均能闭目，右侧鼻唇沟变浅，口角歪向左侧，伸舌时舌尖偏向右侧；右半身痛觉丧失；双眼右半视野偏盲。病变位于何处？为什么出现上述症状？

24. 面神经核上瘫与核下瘫时出现的症状有何不同？为什么？

25. 舌下经核上瘫与核下瘫时出现的症状有何不同？为什么？

26. 试述脑脊液的产生、循环途径及功能。

27. 临床上宜在何处进行腰穿（蛛网膜下隙穿刺）？为什么？需穿过哪些结构？

参 考 答 案

一、A型选择题

1. B	2. E	3. A	4. B	5. A	6. B	7. E	8. B	9. C	10. E
11. A	12. D	13. D	14. B	15. C	16. C	17. A	18. B	19. D	20. E
21. A	22. B	23. B	24. D	25. D	26. E	27. E	28. D	29. E	30. B
31. B	32. E	33. B	34. D	35. D	36. B	37. D	38. A	39. D	40. E
41. E	42. D	43. D	44. A	45. B	46. D	47. E	48. B	49. E	50. E
51. D	52. B	53. A	54. D	55. E	56. B	57. C	58. C	59. C	60. E
61. E	62. A	63. B	64. A	65. A	66. C	67. A	68. D	69. E	70. C
71. D	72. B	73. C	74. C	75. A	76. C	77. C	78. B	79. E	80. D
81. D	82. A	83. C	84. B	85. D	86. A	87. C	88. C	89. B	90. E
91. A	92. B	93. C	94. C	95. B	96. B	97. E	98. B	99. C	100. C
101. E	102. B	103. E	104. C	105. B	106. A	107. C	108. C	109. C	110. B
111. A	112. A	113. B	114. C	115. E	116. C				

二、B型选择题

1. C	2. A	3. B	4. D	5. E	6. B	7. C	8. A	9. D	10. E
11. A	12. E	13. D	14. C	15. B	16. A	17. D	18. C	19. A	20. B
21. B	22. C	23. A	24. D	25. B	26. C	27. A	28. E	29. D	30. E
31. A	32. B	33. D	34. E	35. C	36. E	37. A	38. D	39. E	40. C
41. E	42. D	43. E	44. A	45. B	46. E	47. D	48. C	49. E	50. E
51. D	52. E	53. C	54. E	55. C	56. E	57. E	58. D	59. C	60. C
61. D	62. A	63. B	64. B	65. E	66. C	67. A	68. B	69. C	70. D
71. E	72. A	73. D	74. C	75. A	76. A	77. B	78. D	79. C	80. E
81. C	82. D	83. E	84. E	85. B	86. D	87. E	88. C	89. A	90. D

91. A　92. B　93. C　94. D　95. A　96. A　97. B　98. C　99. A　100. D
101. C　102. B　103. E　104. A　105. D　106. B　107. D　108. E　109. D　110. D
111. A　112. B　113. D　114. E　115. A　116. D　117. B　118. C　119. B　120. A
121. C　122. C　123. C　124. B　125. D　126. C　127. A　128. E　129. A　130. B
131. C　132. B　133. E　134. D

三、X 型选择题

1. ACE	2. ABCD	3. BDE	4. ACE	5. BCE
6. ABCDE	7. BDE	8. ABC	9. BCDE	10. ADE
11. ABC	12. ABCE	13. ABCDE	14. ACE	15. ACE
16. BDE	17. ADE	18. CD	19. ACD	20. ABCD
21. BCD	22. CDE	23. ABC	24. ABC	25. ABCDE
26. ABCDE	27. BCDE	28. ABCDE	29. ABE	30. ACDE
31. BCD	32. ABCDE	33. BDE	34. ABCE	35. BDE
36. ACE	37. ABDE	38. ABD	39. AC	40. ABDE
41. ABC	42. ABE	43. ACE	44. ABE	45. ABD
46. BCD	47. ACE	48. ABCD	49. ABDE	50. BE
51. ABC	52. ABDE	53. ABCDE	54. BCDE	55. BCD
56. ABE	57. BCD	58. ABCE	59. ABCD	60. ABCD
61. BCE	62. ABC	63. ABCD	64. AC	65. ABDE
66. ABCD	67. ABE	68. ABCD	69. ABCE	70. ABCD
71. ABCDE	72. ABC	73. ACDE	74. ABCD	75. ABCE
76. BCE	77. BCDE	78. ABCDE	79. ACDE	80. ABCD

四、填空题

1. 脑　脊髓　脑神经　脊神经
2. 神经细胞　神经胶质　胞体　突起
3. 假单极神经元　双极神经元　多极神经元　感觉神经元（传入神经元）　运动神经元（传出神经元）　联络神经元（中间神经元）
4. 感受器　传入神经　反射中枢　传出神经　效应器
5. 前正中裂　后正中沟　前外侧沟　后外侧沟　前根　后根　脊髓节段
6. 躯体运动　各种感觉　$L_1 \sim S_3$　内脏运动
7. 本体觉　精细触觉　痛、温、粗触觉
8. 肱二头肌　喙肱肌　肱肌　前臂外侧皮神经
9. 后束　外科颈　三角肌　小圆肌
10. 内侧束　外侧束　肱二头肌内侧沟　浅、深屈肌
11. 内侧束　肱二头肌内侧沟　尺神经沟　尺侧腕屈肌　豌豆骨　尺侧腕屈肌　指深屈肌尺侧半
12. 后束　桡神经沟　浅、深　肱三头肌　肱桡肌　前臂肌后群

13. 第 12 胸神经前支一部分、第 1~3 腰神经前支和第 4 腰神经前支一部分　腰大　股神经　隐神经

14. 第 4 腰神经前支一部分、第 5 腰神经前支、全部骶神经前支和尾神经前支　梨状　坐骨神经　梨状肌下孔　股骨大转子　坐骨结节　胫神经　腓总神经　大腿肌后群

15. 端脑（大脑）　间脑　小脑　中脑　脑桥　延髓　脑干

16. 动眼神经副核　上泌涎核　下泌涎核　迷走神经背核

17. 展神经　面神经　前庭蜗

18. 背侧丘脑　下丘脑　后丘脑

19. 中央沟　外侧沟　顶枕沟　额叶　顶叶　颞叶　枕叶　岛叶

20. 动眼　瞳孔括约肌　睫状肌

21. 眼神经　上颌神经　下颌神经

22. 面神经　舌咽神经　三叉神经　舌咽神经　舌下神经

23. 迷走神经背　迷走神经后干　迷走神经前干　食管裂孔

24. 脊神经节　薄束核　楔束核　背侧丘脑

25. 面神经核下部　舌下神经核

26. 硬膜　蛛网膜　软膜

27. 锁骨下动脉　第 6~1 颈椎横突孔　枕骨大孔　脑桥　基底动脉

五、名词解释

1. 神经纤维：主要由神经元的长突起以及包裹在其在外面的髓鞘和神经膜构成。

2. 突触：是一个神经元与另一个神经元或非神经元之间特殊的接触点。

3. 灰质：在中枢神经内，神经元胞体和树突集中的地方，色灰暗，称为灰质。在大脑、小脑表面的灰质特称皮质。

4. 白质：在中枢神经系统内，神经元轴突集中的地方，因多数轴突具有髓鞘包裹，色苍白，称为白质。在大脑、小脑深面的白质特称髓质。

5. 神经核：在中枢神经系统内，形态和功能相同的神经元胞体聚集成团或柱，称为神经核。

6. 神经节：在周围神经系统内，神经元胞体聚集的地方，形状略膨大，称为神经节。

7. 纤维束：在中枢神经白质内，起止、行程和功能相同或相似的神经纤维集聚成束。

8. 神经：在周围神经，神经纤维集合成大小、粗细不等的集束，由不同数目的集束再集合成一条神经，如正中神经、坐骨神经等。

9. 脊髓节段：与每对脊神经前、后根相连的一段脊髓，称一个脊髓节段，脊髓分为 31 个节段。

10. 马尾：腰、骶、尾段的神经根在未出相应的椎间孔和骶前、后孔之前，在椎管内垂直下行，围绕终丝形成马尾。

11. 内囊：是指位于尾状核、背侧丘脑与豆状核之间的上、下行纤维密集而成的白

质区，在大脑半球的水平切面上，呈" > < "形，可分为内囊前肢、内囊膝和内囊后肢三部分。

12. 白交通支：脊髓侧角细胞发出的节前纤维离开脊神经进入交感干神经节的通路，因纤维有髓鞘，故呈白色，称为白交通支。

13. 灰交通支：交感干神经节发出的节后纤维进入脊神经的通路，因纤维无髓鞘，故呈灰色，称为灰交通支。

14. 硬膜外隙：硬脊膜与椎管内面的骨膜之间的腔隙，称为硬膜外隙，内有脊神经根、静脉丛、淋巴管、疏松结缔组织和脂肪。

15. 硬脑膜窦：硬脑膜在某些地方内、外两层分离，形成腔道，内含静脉血。

16. 蛛网膜下隙：蛛网膜与软膜之间的腔隙，称为蛛网膜下隙，内含脑脊液。

17. 蛛网膜粒：脑蛛网膜在上矢状窦两旁，形成许多颗粒状突起，突入上矢状窦内，称蛛网膜粒。脑脊液经蛛网膜粒渗入上矢状窦内。

18. 大脑动脉环：由大脑前动脉、前交通动脉、大脑后动脉、后交通动脉、颈内动脉末端共同组成，在颅底中央形成一个动脉环路。当某一动脉血流减少或阻塞时，血液可经此环重新分配，得到一定的代偿。

六、问答题

1. 脊髓前角主要为躯体运动神经元，支配躯干、四肢的骨骼肌运动；侧角的神经元属内脏运动神经元，是交感神经的低级中枢；后角的神经元属联络神经元，传递躯干、四肢的浅感觉。

2. 可能伤及全部腰髓。表现为双下肢硬瘫、双下肢所有感觉消失。

3. 每对脊神经都是由运动性的前根和感觉性的后根在椎间孔合并而成，所以脊神经是混合性神经。

每对脊神经均有四种纤维成分。躯体感觉纤维：来源于脊神经节内的假单极神经元，分布于皮肤、骨骼肌、腱和关节；内脏感觉纤维：来源于脊神经节内的假单极神经元，分布于内脏、心血管和腺体；躯体运动纤维：来源于脊髓前角运动神经元，支配躯干和四肢骨骼肌的运动；内脏运动纤维：分交感和副交感纤维两种，交感纤维来源于胸 1～腰 3 脊髓侧角细胞，副交感纤维来源于骶髓 2～4 节段的骶副交感核，两种纤维支配平滑肌、心肌的运动和腺体的分泌。

4. 肱骨中段骨折时易损伤桡神经，因为桡神经紧贴肱骨体上的桡神经沟行走。损伤后，主要表现为桡神经深支支配的前臂肌后群瘫痪，不能伸腕和伸指，呈垂腕姿态，另外桡神经浅支所分布的手背桡侧半和桡侧 2 个半指节背面皮肤感觉障碍，以手背第 1、2 掌骨之间的皮肤最为明显。

5. 尺神经支配第 3、第 4 蚓状肌，蚓状肌的作用是屈掌指关节和伸指间关节，所以尺神经损伤后，第 4、第 5 指的掌指关节过伸和指间关节屈曲，形似鹰爪，故称爪形手。

6. 该患者损伤的是后束。臂丛围绕腋动脉形成内侧束、外侧束和后束，后束主要分支是桡神经和腋神经。腋神经肌支支配三角肌和小圆肌，皮支分布于肩部皮肤，三角肌和小圆肌的作用是外展肩关节，故损伤腋神经会出现上肢不能平举和肩部皮肤感觉减弱。桡神经肌支支配肱三头肌、肱桡肌和前臂后群肌，皮支分布于手背桡侧半皮肤，故损伤桡神经会出现腕下垂和手背桡侧半皮肤感觉减弱。

7. 腓骨颈骨折易损伤腓总神经。腓总神经自坐骨神经发出后，自腘窝上外侧缘向外下方行，绕腓骨颈到小腿前面，故此处骨折易伤及腓总神经，主要症状有：足不能背屈，不能外翻，不能伸趾，出现足下垂并内翻，走路呈跨阈步态，小腿前外侧面下部和足背皮肤感觉障碍。腓总神经分为腓浅神经和腓深神经，腓浅神经肌支支配腓骨长、短肌，皮支分布于小腿前外侧面下部和足背皮肤；腓深神经支配小腿肌前群和足背肌。腓总神经损伤后，因腓骨长、短肌以及胫骨前肌瘫痪，而胫骨后肌拮抗，故出现内翻；又因姆长伸肌、趾长伸肌以及胫骨前肌瘫痪，而小腿肌后群拮抗，故出现足下垂；皮支损伤后，会出现分布区域的小腿前外侧面下部和足背皮肤感觉障碍。

8. 前臂前群肌的名称、作用及神经支配表

名　称	作　用	神经支配
肱桡肌	屈肘	桡神经
旋前圆肌	前臂旋前	正中神经
桡侧腕屈肌	屈腕	正中神经
掌长肌	屈腕	正中神经
尺侧腕屈肌	屈腕	尺神经
指浅屈肌	屈腕、屈 2～5 指	正中神经
指深屈肌	屈腕、屈 2～5 指	正中神经、尺神经
拇长屈肌	屈拇指	正中神经
旋前方肌	前臂旋前	正中神经

9. 肘关节主要做前屈和后伸运动。前屈作用的肌是肱二头肌、肱肌、肱桡肌和旋前圆肌，后伸作用的肌是肱三头肌。肱二头肌、肱肌受肌皮神经支配，肱桡肌受桡神经支配，旋前圆肌受正中神经支配。

10. 膝关节主要可做前伸和后屈运动。前伸作用的肌为股四头肌，后屈作用的肌为股薄肌、缝匠肌、股二头肌、半腱肌、半膜肌和腓肠肌。股四头肌和缝匠肌由股神经支配，股薄肌由闭孔神经支配，股二头肌、半腱肌、半膜肌由坐骨神经干支配，腓肠肌由胫神经支配。

11. 内囊是指位于尾状核、背侧丘脑与豆状核之间的上、下行纤维密集而成的白质区，在大脑半球的水平切面上，呈 "＞ ＜" 形，可分为内囊前肢、内囊膝和内囊后肢三部分。内囊膝有皮质核束通过，内囊后肢有皮质脊髓束、丘脑皮质束、视辐射、听辐射通过。一侧内囊有病变时，可引起 "三偏"：对侧偏身运动功能障碍，对侧偏身感觉障碍，两眼对侧半视野同向偏盲。

12. 第 I 对脑神经为嗅神经，属感觉神经，经筛孔入颅；

第 II 对脑神经为视神经，属感觉神经，经视神经管入颅；

第 III 对脑神经为动眼神经，属运动神经，经眶上裂出颅；

第 IV 对脑神经为滑车神经，属运动神经，经眶上裂出颅；

第Ⅴ对脑神经为三叉神经，属混合性神经，分别经眶上裂、圆孔、卵圆孔出入颅；

第Ⅵ对脑神经为展神经，属运动神经，经眶上裂出颅；

第Ⅶ对脑神经为面神经，属混合性神经，经内耳门孔出入颅；

第Ⅷ对脑神经为前庭蜗神经，属感觉神经，经内耳门入颅；

第Ⅸ对脑神经为舌咽神经，属混合性神经，经颈静脉孔出入颅；

第Ⅹ对脑神经为迷走神经，属混合性神经，经颈静脉孔出入颅；

第Ⅺ对脑神经为副神经，属运动性神经，经颈静脉孔出颅；

第Ⅻ对脑神经为舌下神经，属运动神经，经舌下神经管出颅。

13. 视神经：管理眼球视觉功能；三叉神经的眼神经：管理眼球的一般感觉；动眼神经：支配上直肌、内直肌、下直肌、下斜肌和提上睑肌；动眼神经中的副交感纤维：支配瞳孔括约肌和睫状肌；滑车神经：支配上斜肌；展神经：支配外直肌；交感神经：支配瞳孔开大肌。

14. 三叉神经的舌神经：管理舌前 2/3 的一般感觉；面神经：管理舌前 2/3 的味觉；舌咽神经：管理舌后 1/3 一般感觉和味觉；舌下神经：管理舌肌的运动。

15. 面神经出茎乳孔后损伤为面神经管外损伤，主要临床表现为面肌瘫痪。面神经在面神经管内损伤，除有面神经周围性瘫外，还伴有舌前 2/3 味觉障碍、下颌下腺、舌下腺和泪腺分泌障碍。

16. 腮腺由舌咽神经支配，下颌下腺和舌下腺由面神经支配。

17. 内脏与躯体运动神经的主要区别有：（1）躯体运动神经支配骨骼肌，内脏运动神经支配平滑肌、心肌和腺体。（2）躯体运动神经只有一种纤维成分，而内脏运动神经则有交感和副交感两种纤维成分。（3）躯体运动神经低级中枢至骨骼肌只有一个神经元，而内脏运动神经低级中枢至所支配的器官需经过两个神经元，即节前神经元和节后神经元。（4）躯体运动神经以神经干的形式分布，而内脏运动神经节后纤维常攀附脏器或血管形成神经丛，再由丛分支至效应器。（5）躯体运动神经对效应器的支配，一般受意志控制；而内脏运动神经对效应器的支配在一定程度上不受意志控制。

18. 左手中指痛觉→左正中神经→左臂丛→左脊神经节→后根→左后角细胞→发出纤维，上升 1～2 个节段→白质前连合交叉至右侧→右脊髓丘脑侧束→脑干→背侧丘脑→内囊后肢→中央后回中 1/3。

19. 右手合谷穴痛觉→右桡神经→右臂丛→右脊神经节→后根→右后角细胞→发出纤维，上升 1～2 个节段→白质前连合交叉至左侧→左脊髓丘脑侧束→脑干→背侧丘脑→内囊后肢→中央后回中 1/3。

20. 左侧小腿内侧面皮肤痛觉→左隐神经→左股神经→左腰丛→左脊神经节→后根→左后角细胞→发出纤维，上升 1～2 个节段→白质前连合交叉至右侧→右脊髓丘脑侧束→脑干→背侧丘脑→内囊后肢→中央后回上 1/3。

21. 右下牙痛→右三叉神经的下颌神经→右三叉神经节→右三叉神经中枢突→右脑桥→右三叉神经脊束核→发出纤维，交叉至左侧→左三叉丘脑束→背侧丘脑→内囊后肢→中央后回下 1/3。

22. 病变在右侧腰髓节段的前角细胞。腰髓节段前角细胞的轴突参加腰丛，股神经是腰丛的主要分支，支配股四头肌。右股四头肌萎缩、肌张力减退，表明是下运动神经元损伤。右膝跳反射消失，表明该反射弧的某部分受损。右跟腱反射正常，表明骶髓节段没有受损。因为除右侧腰髓节段的前角细胞外，脊髓的其他部分和周围神经均正常，所以双下肢感觉正常。

23. 病变部位在左侧内囊。左侧内囊膝部的皮质核束损伤，可引起右侧面神经核上瘫和舌下神经核上瘫；左侧内囊后肢的皮质脊髓束损伤，可引起右半身痉挛性瘫痪；左侧内囊后肢的丘脑皮质束损伤，可引起右半身痛觉丧失；左侧内囊后肢的视辐射损伤，可引起双眼右半视野偏盲。

24. 面神经核上瘫时，出现对侧面下部的表情肌瘫痪，即鼻唇沟变浅或消失，口角歪向病灶侧，但额纹依然存在，眼睑闭合正常。而面神经核下瘫时，出现患侧面肌全部瘫痪，即患侧眼裂不能闭合，不能皱眉，额纹消失，鼻唇沟变浅或消失，口角歪向健侧。因为面神经核下部只接受对侧皮质核束支配，面神经核上瘫损伤部位在交叉之前，故出现对侧面下部面肌瘫痪；而面神经核下瘫损伤部位在交叉之后，故出现患侧面肌全部瘫痪。

25. 舌下神经核上瘫时，出现对侧舌肌瘫痪，即伸舌时，舌尖偏向病灶侧的对侧，舌肌不萎缩；舌下神经核下瘫时，出现患侧舌肌瘫痪，即伸舌时，舌尖偏向患侧，并伴有舌肌萎缩。因为舌下神经核只接受对侧皮质核束支配，舌下神经核上瘫损伤部位在交叉之前，故出现对侧舌肌瘫痪；而舌下神经核下瘫损伤部位在交叉之后，故出现患侧舌肌瘫痪。

26. 脑脊液由各脑室的脉络丛产生，无色透明，位于脑室、脊髓中央管和蛛网膜下隙内。其循环途径为：左、右侧脑室脉络丛→左、右室间孔→第三脑室，加上第三脑室脉络丛产生的脑脊液→中脑水管→第四脑室，加上第四脑室脉络丛产生的脑脊液→第四脑室正中孔和外侧孔→蛛网膜下隙→蛛网膜粒→上矢状窦→窦汇→横窦→乙状窦→颈内静脉。其功能为：保护脑、脊髓免受振荡，维持颅内压，营养脑、脊髓，运送代射产物。

27. 在第3、第4或第4、第5腰椎棘突之间进行穿刺比较安全，因为成人脊髓的最下端平对第1腰椎的下缘。

由浅入深穿刺针经过的层次依次为：皮肤→皮下组织→棘上韧带→棘间韧带→黄韧带→硬膜外隙→硬脊膜→脊髓蛛网膜→蛛网膜下隙。

附录　　**课 外 作 业** ▷▷▷▷

学　　校：_____

课程名称：_____

上课教师：_____

姓　　名：_____

学　　号：_____

年级专业：_____

时　　间：_____

一、名词解释

1. 椎间孔

2. 翼点

3. 椎间盘

4. 腱鞘

5. 肋弓

6. 咽峡

7. 肝门

8. 腹膜腔

9. 系膜

10. 齿状线

11. 肺门

12. 纵隔

13. 喉室

14. 肾蒂

15. 膀胱三角

16. 肾区

17. 精索

18. 阴道穹

19. 动脉

20. 颈动脉窦

21. 颈动脉小球

22. 静脉角

23. 乳糜池

24. 视神经盘

25. 巩膜静脉窦

26. 神经核

27. 内囊

28. 基底核

29. 蛛网膜下隙

30. 硬脑膜窦

二、问答题

1. 鼻旁窦有哪几对？位置和开口如何？

2. 根据所学解剖知识，从骨盆上如何区分男性、女性？

3. 踝关节为什么容易扭伤，易造成什么韧带损伤？

4. 方形肩、垂腕症、钩状足、马蹄内翻足是哪些肌肉瘫痪所致？

5. 左肺下叶肺泡内积痰，依次经何途经由口排出体外？

6. 纤维支气管镜由口依次经何途径到达右肺上叶？

7. 胃的形态、分部和位置如何？

8. 一男孩不慎吞下一小玻璃球，第二天早上随大便排出，请说出玻璃球在小孩体内的运行途径。

9. 进食后，胆汁是如何产生及排入十二指肠的？

10. 试述肾产生尿液排出体外的途经。

11. 男性肾盂结石患者，其结石须经过哪些狭窄处才能由尿道排出体外？

12. 输精管分哪几部？在何处结扎输精管最方便？结扎输精管时要经过哪些层次？

13. 精子在何处产生？通过哪些管道排出体外？

14. 某已婚妇女因输卵管妊娠破裂而大出血。其腹膜腔内的积血在半卧位时最先积于何处？若进行阴道穹后部穿刺，针尖依次经何途径抽出积血？

15. 右臀部肌肉注射抗生素治疗胆囊炎患者，药物是经何途径到达胆囊的？

16. 右侧手背桡侧静脉点滴抗生素治疗阑尾炎患者，药物是经何途径到达阑尾的？

17. 喝酒后，呼出的气体内含有酒味，酒精是经何途径被呼出体外的？

18. 自股动脉插管到冠状动脉进行冠状动脉造影，其途径如何？

19. 下肢大隐静脉内血栓脱落，最后梗塞于肺，此血栓通过哪些途径到肺？

20. 眼病患者用氯霉素眼药水滴眼后，有时会感到口腔后部有苦味，为什么？

21. 为何婴幼儿在患上呼吸道感染后较易继发中耳炎？

22. 当第11～12胸椎体粉碎性骨折时，有可能伤及脊髓哪些节段，该节段完全断裂时有何体征出现？

23. 肱骨中段骨折易损伤哪条神经，该神经损伤后出现什么症状？为什么？

24. 一长期使用腋杖的患者，出现腕下垂、上肢不能平举、肩部和手背桡侧半皮肤感觉减弱，受损的是什么神经？为什么？

25. 腓骨颈骨折易损伤哪条神经，该神经损伤后出现什么症状？为什么？

26. 某运动员，训练时损伤膝关节，来医院就诊。膝关节主要可做什么运动？有哪些主要肌肉参加？各受什么神经支配？

27. 从左手中指采血，其痛觉是如何传到大脑皮质中枢的？

28. 针刺右手合谷穴（在手背第 1、2 掌间隙），其痛觉是如何传到大脑皮质中枢的？

三、填图题（标出图中拉线所示的结构）

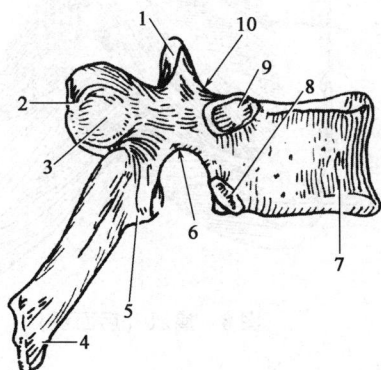

图 1 　胸骨（右侧面观）

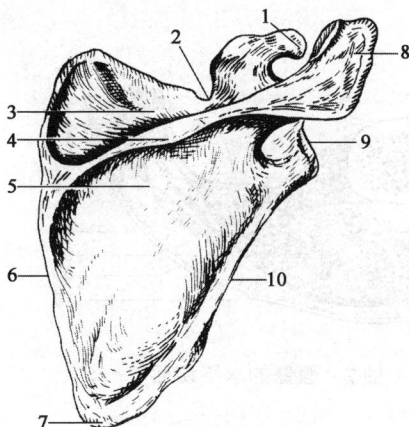

图 2 　肩胛骨（后面观）

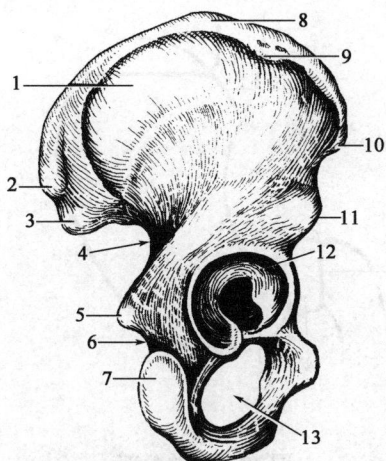

图 3 　髋骨（外面观）

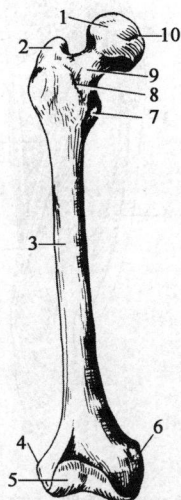

图 4 　股骨（前面观）

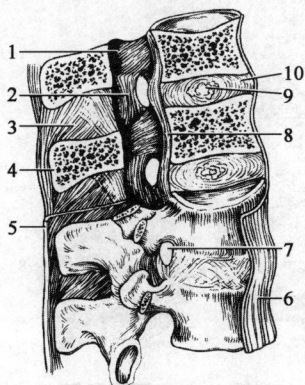

图 5 　脊柱的韧带（右侧面观）

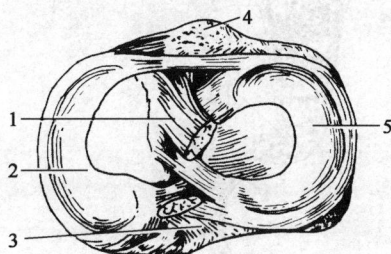

图 6 　膝关节（上面观）

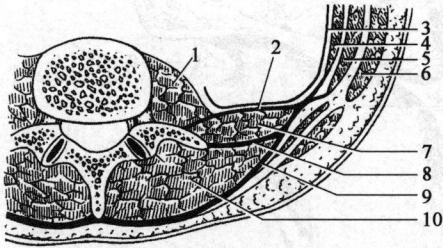

图7 腹壁的水平切面

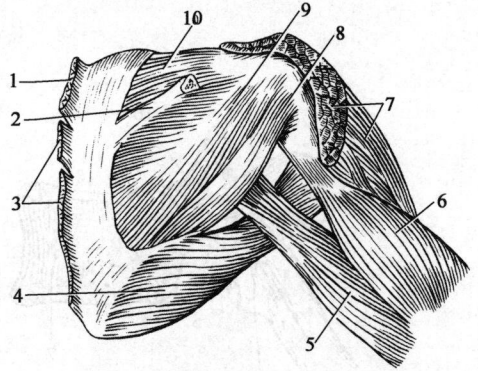

图8 肩肌（后面观）

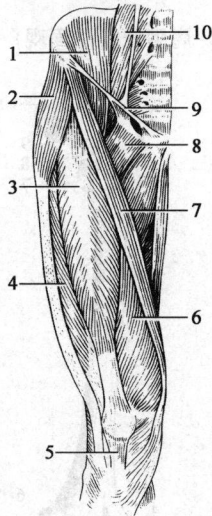

图9 大腿肌（前面观）

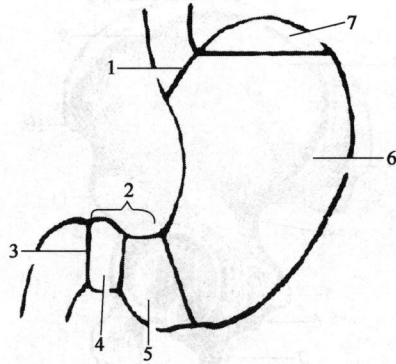

图10 胃的分部

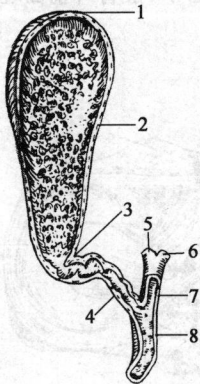

图11 胆囊

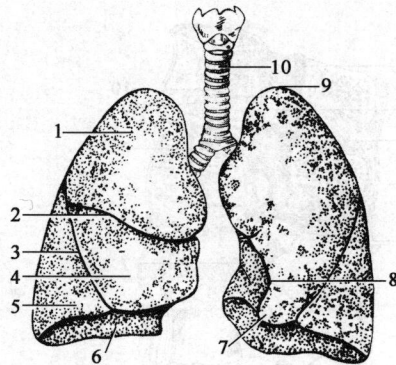

图12 气管、主支气管和肺

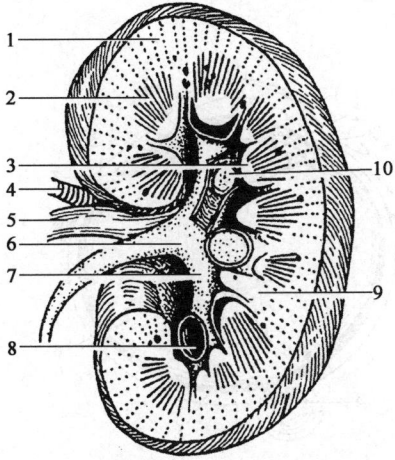

图 13 右肾的冠状切面（后面观）

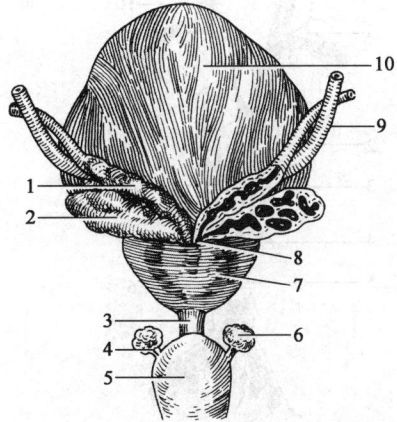

图 14 前列腺、精囊和尿道球腺（后面观）

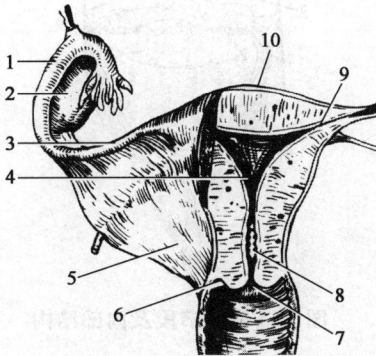

图 15 女性内生殖器（前面观）

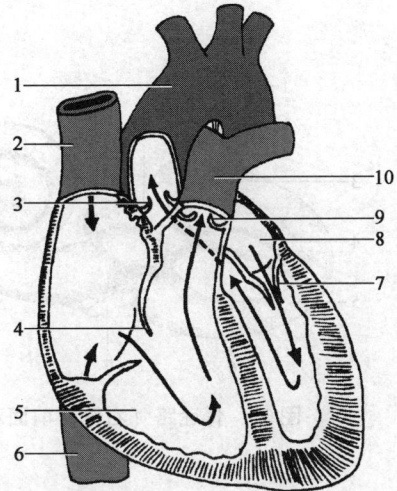

图 16 心各腔的血流方向

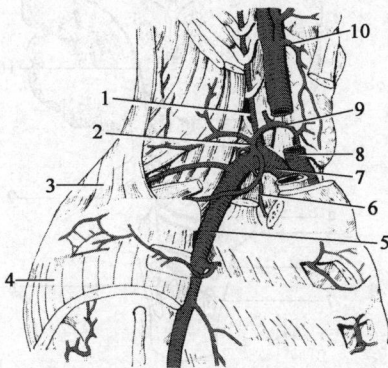

图 17 锁骨下动脉及其分支

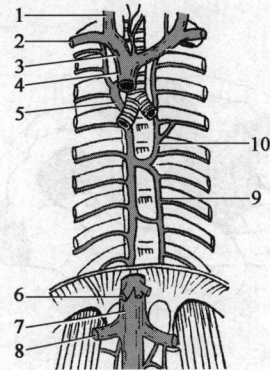

图 18 上、下腔静脉

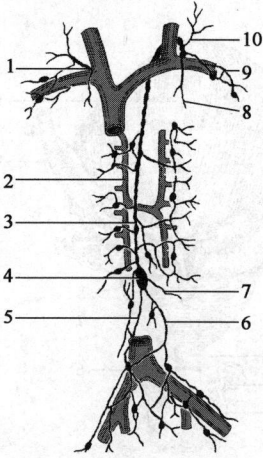

图 19　淋巴干和淋巴导管

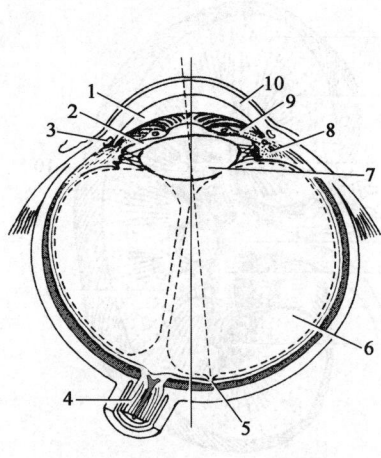

图 20　眼球的水平切面

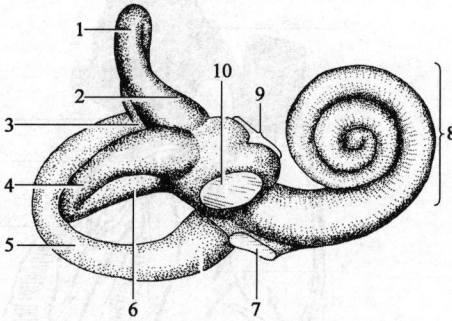

图 21　骨迷路（右侧，前面观）

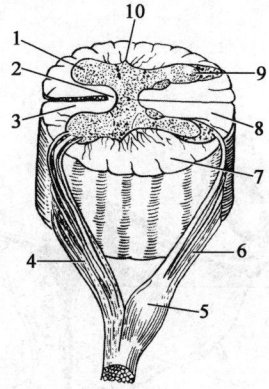

图 22　脊髓节段及内部结构

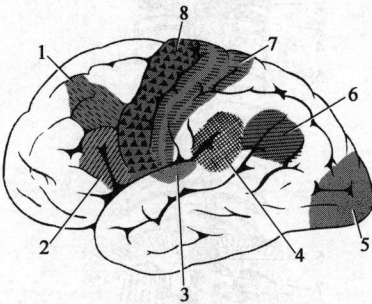

图 23　大脑皮质中枢（上外侧面观）

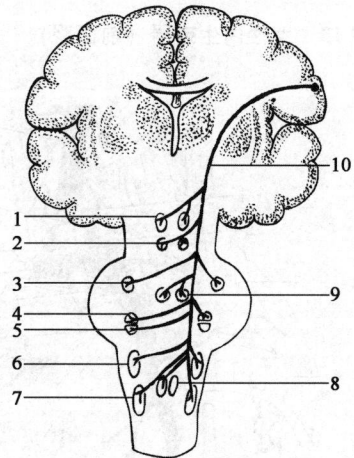

图 24　皮质核束与脑干躯体运动核联系示意图

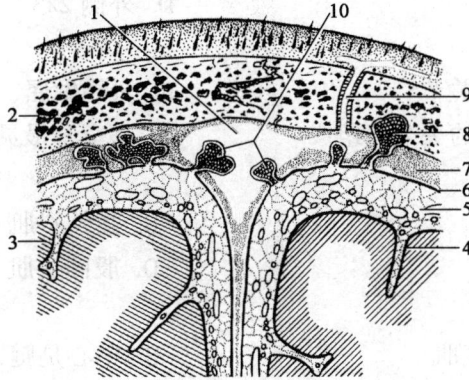

图 25 上矢状窦与蛛网膜粒（冠状切面）

四、模拟试题

（一）A 型选择题

1. 关于"解剖学姿势"的描述，错误的是（ ）
   A. 双眼平视   B. 上肢下垂
   C. 双腿并拢   D. 与"立正"姿势一样

2. 关于方位术语的描述，错误的是（ ）
   A. 近头者为上   B. 近背者为后
   C. 前臂的外侧称尺侧   D. 小腿的外侧称腓侧

3. 计数椎骨最主要的标志是（ ）
   A. 枢椎的齿突   B. 骶角
   C. 胸椎的棘突   D. 隆椎的棘突

4. 骨（ ）
   A. 由骨质、骨髓、血管神经构成   B. 胎儿和幼儿的骨髓都是红骨髓
   C. 按形态分为长骨、短骨和不规则骨   D. 密质位于骨松质的深层

5. 椎骨（ ）
   A. 成年人共 23 块   B. 第 1 颈椎又叫枢椎
   C. 椎体与椎弓围成椎间孔   D. 胸椎棘突较长而斜向后下

6. 开口于上鼻道的是（ ）
   A. 额窦   B. 上颌窦
   C. 前、中筛小房   D. 后筛小房

7. 黄韧带指的是（ ）
   A. 棘上韧带   B. 棘间韧带
   C. 弓间韧带   D. 后纵韧带

8. 股骨颈后面位于髋关节囊内的仅是（ ）
   A. 内侧 1/3   B. 外侧 1/3

    C. 内侧 2/3　　　　　　　　　　　　D. 外侧 2/3

9. 肩关节（　　）

    A. 是全身最大的关节　　　　　　　B. 只能做屈、伸、内收、外展运动

    C. 由肱骨与锁骨的关节面组成　　　D. 是全身最灵活的关节

10. 有腱划的肌是（　　）

    A. 腹内斜肌　　　　　　　　　　　B. 腹外斜肌

    C. 腹直肌　　　　　　　　　　　　D. 股四头肌

11. 膈（　　）

    A. 是主要的呼气肌　　　　　　　　B. 中心是腱，周围是肌性部

    C. 受胸神经支配　　　　　　　　　D. 分隔腹腔和盆腔

12. 臀大肌属于（　　）

    A. 大腿肌后群　　　　　　　　　　B. 大腿肌外侧群

    C. 髋肌后群　　　　　　　　　　　D. 躯干肌的背肌

13. 十二指肠（　　）

    A. 是腹膜内位器官　　　　　　　　B. 其降部前壁上有十二指肠大乳头

    C. 位于脊柱右侧　　　　　　　　　D. 十二指肠大乳头距中切牙约 75 cm

14. 不属于小肠的是（　　）

    A. 十二指肠　　　　　　　　　　　B. 空肠

    C. 回肠　　　　　　　　　　　　　D. 阑尾

15. 集合淋巴滤泡主要位于（　　）

    A. 十二指肠　　　　　　　　　　　B. 空肠

    C. 回肠　　　　　　　　　　　　　D. 胃

16. 输胆管道（　　）

    A. 胆囊具有产生、贮存胆汁的功能　B. 肝左、右管汇合成胆总管

    C. 肝总管与胆囊管合成胆总管　　　D. 肝总管与胰管末端合成肝胰壶腹

17. 属于腹膜间位器官的是（　　）

    A. 阑尾　　　　　　　　　　　　　B. 胰

    C. 降结肠　　　　　　　　　　　　D. 乙状结肠

18. 左、右主支气管比较（　　）

    A. 左主支气管细、长、水平　　　　B. 右主支气管细而短

    C. 左主支气管细而短　　　　　　　D. 右主支气管较水平

19. 关于右肺的描述，错误的是（　　）

    A. 右肺短粗　　　　　　　　　　　B. 异物易坠入

    C. 前缘下份有心切迹　　　　　　　D. 由两条裂分为 3 叶

20. 关于肾的描述，错误的是（　　）

    A. 是产生尿液的器官　　　　　　　B. 导尿出肾门的是输尿管

    C. 左肾比右肾高　　　　　　　　　D. 位于脊柱两侧、腹膜后方

21. 输尿管（　　）
　　A. 属于腹膜间位器官　　　　　　　　　B. 起于肾门处
　　C. 全长分为三部分　　　　　　　　　　D. 与精囊排泄管汇合成射精管

22. 男性生殖腺是（　　）
　　A. 睾丸　　　　　　　　　　　　　　　B. 前列腺
　　C. 精囊腺　　　　　　　　　　　　　　D. 附睾

23. 输精管（　　）
　　A. 主要贮存精子　　　　　　　　　　　B. 分为三部分
　　C. 起于附睾　　　　　　　　　　　　　D. 输精管末端膨大称射精管

24. 尿道（　　）
　　A. 有三个狭窄　　　　　　　　　　　　B. 男性尿道有耻骨下弯和耻骨前弯
　　C. 男性尿道易扩张　　　　　　　　　　D. 女性尿道有二个弯曲

25. 女性输卵管结扎的部位常在（　　）
　　A. 漏斗部　　　　　　　　　　　　　　B. 壶腹部
　　C. 峡部　　　　　　　　　　　　　　　D. 子宫部

26. 子宫（　　）
　　A. 功能是产生卵子　　　　　　　　　　B. 体与底交界处称子宫峡
　　C. 子宫腔呈管状　　　　　　　　　　　D. 子宫颈分阴道部和阴道上部

27. 腹膜腔（　　）
　　A. 内有腹腔器官　　　　　　　　　　　B. 男性与外界相通
　　C. 男性最低处是直肠膀胱陷凹　　　　　D. 女性最低处是膀胱子宫陷凹

28. 关于心脏的描述，错误的是（　　）
　　A. 右半心的壁较厚　　　　　　　　　　B. 冠状沟是心房与心室的分界标志
　　C. 2/3 位于正中线左侧　　　　　　　　D. 心尖朝向左前下方

29. 心室收缩时，防止血液逆流的装置是（　　）
　　A. 肺动脉瓣与三尖瓣　　　　　　　　　B. 主动脉瓣与二尖瓣
　　C. 主动脉瓣与肺动脉瓣　　　　　　　　D. 二尖瓣与三尖瓣

30. 关于主动脉的描述，错误的是（　　）
　　A. 分为升主动脉、主动脉弓和降主动脉
　　B. 升主动脉无分支
　　C. 主动脉弓直接发出左锁骨下动脉
　　D. 降主动脉又分为胸主动脉和腹主动脉

31. 椎动脉多直接发自于（　　）
　　A. 颈总动脉　　　　　　　　　　　　　B. 颈内动脉
　　C. 锁骨下动脉　　　　　　　　　　　　D. 甲状颈干

32. 肠系膜下动脉的分支有（　　）
　　A. 左结肠动脉　　　　　　　　　　　　B. 右结肠动脉

C. 中结肠动脉   D. 直肠下动脉

33. 测量血压最常用的动脉是（　　）

    A. 颈总动脉   B. 肱动脉

    C. 股动脉   D. 桡动脉

34. 危险三角的概念不包括（　　）

    A. 位于口角与鼻根之间   B. 是面静脉的回流范围

    C. 有丰富的静脉瓣   D. 可经眼的静脉通颅内

35. 关于静脉的描述，错误的是（　　）

    A. 左侧睾丸静脉以锐角注入下腔静脉   B. 下肢静脉瓣多于上肢

    C. 奇静脉注入上腔静脉   D. 深静脉多与动脉伴行

36. 构成肝门静脉的最主要形式是（　　）

    A. 脾静脉和肠系膜上、下静脉   B. 肠系膜上、下静脉

    C. 脾静脉和肠系膜上静脉   D. 脾静脉和肠系膜下静脉

37. 右淋巴导管（　　）

    A. 注入胸导管   B. 收集上半身的淋巴

    C. 收集右上半身的淋巴   D. 由右颈干、右锁骨下干合成

38. 淋巴导管（　　）

    A. 共有 9 条   B. 起于乳糜池

    C. 汇合成淋巴干   D. 最后注入静脉角

39. 房水（　　）

    A. 由晶状体产生   B. 无屈光作用

    C. 存在于虹膜与角膜之间   D. 经过巩膜静脉窦回流

40. 鼻泪管开口于（　　）

    A. 鼻前庭   B. 上鼻道

    C. 中鼻道   D. 下鼻道

41. 鼓室（　　）

    A. 借咽鼓管与鼻咽部相通   B. 属内耳的一部分

    C. 前壁通往乳突小房   D. 后壁又称迷路壁

42. 脊神经（　　）

    A. 前根是感觉性的   B. 后根是混合性的

    C. 后根上有脊神经节   D. 前支是运动性

43. 肱骨中段骨折易损伤（　　）

    A. 桡神经   B. 尺神经

    C. 腋神经   D. 肌皮神经

44. 坐骨神经（　　）

    A. 发自腰丛   B. 一般从梨状肌下孔穿出

    C. 分为胫神经和腓神经   D. 胫神经分布到小腿前面

45. 分布到眼的神经不包括 （　　　）
  A. 动眼神经   B. 面神经
  C. 滑车神经   D. 迷走神经

46. 只受对侧皮质核束管理的神经核是 （　　　）
  A. 舌下神经核   B. 副神经核
  C. 动眼神经核   D. 三叉神经运动核

47. 脊髓的被膜从外向内依次为 （　　　）
  A. 硬脊膜、软脊膜、蛛网膜   B. 硬脊膜、蛛网膜、软脊膜
  C. 蛛网膜、硬脊膜、软脊膜   D. 软脊膜、蛛网膜、硬脊膜

48. 支配小腿肌后群的神经是 （　　　）
  A. 股神经   B. 闭孔神经
  C. 胫神经   D. 腓总神经

49. 听觉中枢位于 （　　　）
  A. 缘上回   B. 颞横回
  C. 角回   D. 距状沟上、下的皮质

50. 脑脊液存在于 （　　　）
  A. 脑组织和脊髓组织内   B. 脊髓中央管
  C. 内囊   D. 硬膜外隙

（二）填空题

1. 骨按形态分为四类，指骨属于_____骨，腕骨属于_____骨，上颌骨属于_____骨，髂骨属于_____骨。

2. 上肢带骨包括_____和_____。

3. 大腿肌前群包括_____和_____。

4. 单侧胸锁乳突肌收缩可使头偏向_____，面转向_____。

5. 关节的基本结构有_____、_____和_____；关节腔内的压力是_____，关节可沿_____轴做内收、外展运动。

6. 组成关节的辅助结构是_____、_____和_____。

7. 椎体之间的骨连结主要是_____和_____。

8. 食管的三个狭窄分别位于_____、_____和_____。

9. 消化系统有两个称为"壶腹"的结构，它们是_____和_____。

10. 与回肠相比，空肠的管径_____，空肠黏膜的环形皱襞_____。

11. 呼吸系统是由_____和_____两大部分组成。

12. 在肾的冠状切面上，位于肾锥体之间的结构称_____，肾锥体将终尿排入_____。

13. _____外侧缘与_____之间的部位称为肾区。

14. 膀胱三角的下角为_____，两个侧角为_____。

15. 男性尿道可分为_____、_____和_____三部分。

16. 输卵管的内侧端开口于_____，外侧端开口于_____。

17. 男性盆腔的腹膜陷凹是_____，女性有_____和_____。

18. 右心房的 3 个入口是_____、_____、_____。

19. 左冠状动脉主要分出沿冠状沟左行的_____支和沿前室间沟下行的_____支。

20. 肱动脉在肘窝附近分出_____和_____动脉。

21. 腹主动脉分出的成对脏支是_____、_____和_____。

22. 胸导管起自_____，由_____干和_____干汇合而成，最后注入_____。

23. 虹膜的_____受副交感神经支配；_____受交感神经支配。

24. 眼球血管膜从前向后依次是_____、_____和_____。

25. 颅内的副交感核团有_____、_____、_____和_____。

26. 大脑皮质的躯体运动中枢位于_____和_____。

27. 舌前 2/3 的味觉由_____神经管理；右侧舌肌瘫痪，伸舌时舌尖偏向_____侧。

28. 腮腺的分泌由_____神经支配，下颌下腺的分泌由_____神经支配。

（三）名词解释

1. 正中矢状面

2. 胸骨角

3. 红骨髓

4. 小网膜

5. 肋膈隐窝

6. 心传导系统

7. 危险三角

8. 黄斑

9. 神经节

10. 大脑动脉环

（四）简答题

1. 描述一个椎骨的一般（共性）形态。

2. 试述咽腔的交通情况。

3. 给一男性病人插导尿管（到膀胱），依此经过了哪些部位、狭窄、弯曲？

4. 固定子宫的韧带有哪些？各自的作用如何？

5. 简述腹腔脏器的血液供应及来源。

6. 写出脊髓水平切面上所能见到的结构。

7. 简述内囊的位置、形态、分部和损伤后的表现。

8. 以箭头标识，说明脑脊液的循环途径。

（五）问答题

1. 画出（或写出）感觉传导通路的完整流程，并说明各感觉传导通路的相同之处。

2. 游泳运动员容易损伤到肩关节，请从关节的构成、特点、运动等方面，分析和比较肩关节与髋关节的异同点。